# Puzzle #1

## EASY

| 5 |   | 9 | 3 | 2 | 8 |   |   |   |
|   | 3 | 4 | 6 | 5 |   |   | 2 | 1 |
|   |   | 2 |   | 9 |   | 3 |   |   |
| 9 | 8 |   |   |   | 4 |   | 1 |   |
|   |   | 3 |   |   |   |   |   | 4 |
|   | 5 |   |   | 7 | 2 |   |   | 3 |
| 6 | 9 |   |   |   | 3 |   |   | 8 |
|   | 2 |   | 1 | 6 | 5 | 7 |   |   |
|   |   | 5 |   | 8 |   | 6 |   |   |

# Puzzle #2

### EASY

| | | | | | | | | |
|---|---|---|---|---|---|---|---|---|
| | | | | 6 | | | 4 | 1 |
| 7 | | 8 | | 4 | | 3 | | |
| | | | 1 | 7 | 3 | 9 | 5 | |
| 1 | | | | 5 | 8 | | | 6 |
| | 3 | 9 | | 1 | 4 | | | |
| | 5 | 6 | | 9 | | 1 | 8 | |
| 2 | | 5 | | | 9 | | 1 | |
| | | 1 | 5 | | 6 | | 7 | |
| 9 | | 7 | | 8 | | | 3 | |

# Puzzle #3

EASY

| | | | | | | | | |
|---|---|---|---|---|---|---|---|---|
|   |   |   | 8 |   |   | 5 | 2 |   |
| 1 |   | 3 |   | 7 | 5 |   |   |   |
| 8 |   |   |   |   | 6 | 3 |   | 4 |
| 4 | 1 | 5 | 3 |   |   | 6 | 8 | 2 |
|   |   | 7 |   | 6 | 1 |   | 9 |   |
|   | 9 | 6 | 5 | 4 |   | 1 |   |   |
| 5 | 6 |   |   |   | 4 |   | 1 | 3 |
|   |   |   |   |   | 3 |   |   | 6 |
|   |   |   |   | 5 |   | 9 |   | 8 |

# Puzzle #4

EASY

|   |   | 6 |   |   |   |   | 1 |   |
|---|---|---|---|---|---|---|---|---|
| 5 |   |   | 1 |   |   |   | 6 | 4 |
|   | 4 |   | 2 | 7 |   | 9 |   |   |
| 9 |   |   | 4 |   | 1 | 3 |   |   |
|   | 6 |   | 8 |   |   |   | 4 |   |
|   | 1 | 7 | 6 |   |   | 5 | 8 | 2 |
|   |   |   | 3 | 6 | 2 | 4 |   |   |
|   | 5 |   | 7 | 1 |   | 8 |   | 3 |
| 3 | 2 |   |   |   | 4 |   |   |   |

# Puzzle #5

## EASY

| 1 |   |   | 8 |   | 4 |   |   | 6 |
|---|---|---|---|---|---|---|---|---|
| 2 |   |   | 3 | 7 |   | 8 |   |   |
|   |   |   |   | 6 |   | 7 | 3 | 1 |
| 4 |   |   |   |   |   | 6 | 7 |   |
|   | 9 | 7 |   |   |   | 3 |   | 4 |
|   | 8 | 6 | 7 |   |   |   | 9 |   |
|   | 2 |   | 6 | 1 |   | 9 | 5 | 3 |
| 6 | 5 |   |   | 8 |   |   |   | 7 |
|   |   | 1 | 2 | 5 |   | 4 |   |   |

# Puzzle #6

EASY

|   |   | 2 | 5 | 6 | 4 |   |   | 3 |
|---|---|---|---|---|---|---|---|---|
|   |   | 7 |   |   | 1 |   | 4 |   |
|   | 4 | 9 | 8 |   |   | 6 |   | 5 |
| 8 |   | 4 | 6 |   |   | 2 |   | 7 |
| 6 |   |   | 9 |   | 7 |   |   | 4 |
|   | 5 |   | 4 | 2 |   |   | 6 |   |
| 2 |   | 6 |   |   |   |   |   |   |
|   | 7 | 8 |   | 3 | 5 |   |   |   |
| 4 |   | 5 | 2 |   |   | 1 |   |   |

# Puzzle #7

## EASY

| | | 3 | | 5 | 2 | | | |
|---|---|---|---|---|---|---|---|---|
| | | | | | 9 | | 8 | |
| 9 | 7 | 6 | | | 4 | | | |
| 3 | 4 | | | 6 | | | | |
| | | | 8 | 2 | | | 9 | 4 |
| 1 | | 8 | 4 | | 3 | | 6 | 7 |
| 7 | | | | 3 | 5 | 6 | 2 | 1 |
| 6 | | | | | | 7 | 3 | 5 |
| | 3 | 5 | 7 | | | 9 | | 8 |

# Puzzle #8

EASY

| 5 |   | 1 |   | 3 | 4 |   |   |   |
|---|---|---|---|---|---|---|---|---|
|   |   |   |   | 1 | 9 | 3 | 7 |   |
|   |   |   | 2 | 8 |   |   |   | 6 |
|   | 9 |   |   |   | 8 |   | 4 | 1 |
|   | 1 |   |   | 5 |   |   |   |   |
|   |   | 7 | 3 |   | 1 |   | 8 |   |
| 6 |   |   | 1 |   |   | 7 |   |   |
|   | 8 | 5 |   | 6 | 3 |   |   | 2 |
| 1 |   | 4 |   | 7 | 2 | 5 |   |   |

# Puzzle #9

EASY

| 3 | 5 | 6 |   | 1 |   |   |   |   |
|---|---|---|---|---|---|---|---|---|
| 7 | 4 | 2 | 6 |   |   |   | 1 | 8 |
|   |   |   |   | 3 | 7 |   |   | 4 |
| 8 | 6 |   |   |   |   |   |   | 9 |
|   |   |   | 4 |   |   | 1 |   | 7 |
|   |   | 1 |   | 2 | 8 |   | 3 |   |
|   |   | 5 |   | 6 |   |   | 7 |   |
| 1 | 9 |   |   | 8 |   | 6 |   |   |
|   |   | 7 | 5 | 4 |   |   | 2 | 3 |

# Puzzle #10

EASY

|   |   |   |   |   |   |   |   |   |
|---|---|---|---|---|---|---|---|---|
|   | 5 |   |   |   |   | 4 |   | 8 |
| 6 |   | 4 |   |   |   | 7 |   |   |
|   |   | 2 | 6 | 4 | 3 |   |   |   |
| 2 | 8 |   |   | 9 |   |   |   |   |
| 3 |   | 7 |   | 2 | 4 | 6 | 8 |   |
|   |   |   | 1 |   |   | 2 |   | 5 |
|   | 2 |   | 3 | 5 |   | 8 | 1 | 4 |
| 7 | 4 | 1 | 9 | 8 |   |   | 5 |   |
|   |   |   |   |   |   | 9 |   |   |

# Puzzle #11

## EASY

| 1 |   | 7 | 8 | 2 | 6 | 3 | 9 |   |
|---|---|---|---|---|---|---|---|---|
|   | 3 |   | 4 |   | 5 | 2 |   | 6 |
|   | 4 | 2 | 3 |   |   | 7 | 5 |   |
| 7 | 6 |   |   | 4 |   |   |   |   |
|   | 1 |   |   |   | 2 |   |   |   |
|   |   | 4 | 6 |   | 8 | 1 |   |   |
|   | 2 |   |   | 8 |   | 9 | 7 |   |
| 3 | 8 |   |   |   |   | 6 |   | 5 |
| 4 |   | 9 | 5 |   |   |   |   | 1 |

# Puzzle #12

### EASY

| | 5 | | 7 | 4 | | | | |
|---|---|---|---|---|---|---|---|---|
| 9 | 4 | 2 | 6 | | 3 | 7 | 8 | |
| | | | | | | | | 9 |
| | 8 | 6 | 5 | | 4 | | 7 | |
| 3 | | 7 | 1 | | 8 | | | 4 |
| 4 | | | 3 | | | 8 | 9 | 2 |
| | 7 | | | | 2 | | 3 | 8 |
| 6 | 3 | 9 | | | | | | |
| | 2 | | 9 | | 7 | | 1 | 6 |

# Puzzle #13

EASY

|   |   |   |   | 9 |   |   |   |   |
|---|---|---|---|---|---|---|---|---|
| 3 | 2 |   | 8 | 5 |   |   |   | 1 |
| 7 |   | 5 |   | 4 |   |   | 9 |   |
|   | 6 | 1 | 4 | 7 | 5 |   | 3 |   |
|   | 3 |   | 1 |   | 9 |   | 4 |   |
|   |   | 4 | 2 | 3 | 6 | 8 |   | 7 |
|   |   |   |   | 6 |   | 9 | 2 |   |
| 5 |   |   |   |   |   |   |   | 8 |
| 6 |   | 8 | 7 |   | 4 | 1 |   |   |

# Puzzle #14

EASY

# Puzzle #15

EASY

| 9 | 3 | 1 | 5 |   |   |   | 8 |   |
|---|---|---|---|---|---|---|---|---|
|   | 8 |   | 1 | 2 |   |   |   | 7 |
|   |   | 4 |   |   |   |   |   | 5 |
|   |   |   | 7 | 6 | 8 |   | 3 |   |
| 3 | 6 | 5 | 2 |   |   | 1 |   |   |
| 7 |   |   |   | 1 |   |   |   | 4 |
|   | 2 | 9 |   |   |   | 7 |   |   |
|   | 5 |   |   | 7 |   | 4 | 9 |   |
|   | 1 | 7 | 9 | 5 | 3 |   | 6 |   |

# Puzzle #16

EASY

| | 8 | | 1 | | | 3 | | |
|---|---|---|---|---|---|---|---|---|
| 9 | | 6 | | 4 | 2 | | 1 | |
| 1 | | | | 3 | 6 | | 9 | 8 |
| | | | 5 | 9 | | | 3 | 6 |
| | 2 | | 8 | 3 | 1 | | | |
| 7 | | | | | 4 | 5 | | |
| | 5 | | | | | | | 1 |
| 6 | | 8 | | 7 | 5 | 9 | | 3 |
| | 9 | | 3 | 6 | | | 5 | 7 |

# Puzzle #17

EASY

|   |   |   | 4 | 6 |   | 1 | 3 |   |
|---|---|---|---|---|---|---|---|---|
| 1 | 5 | 4 | 2 |   |   |   | 8 | 9 |
| 3 | 9 | 6 | 8 |   |   | 2 |   | 7 |
|   |   |   |   |   | 1 |   |   |   |
|   |   | 1 |   |   |   |   | 5 | 3 |
| 8 |   |   | 5 |   | 7 |   |   | 1 |
|   |   | 5 |   | 3 | 6 | 8 | 9 |   |
| 9 | 8 |   |   |   |   |   | 7 |   |
|   | 2 |   | 9 |   |   |   | 1 |   |

# Puzzle #18

EASY

| 8 | 1 |   |   | 6 |   |   |   |   |
|---|---|---|---|---|---|---|---|---|
|   | 9 | 5 | 7 |   |   | 1 | 8 |   |
|   |   |   |   | 9 | 8 | 2 |   |   |
| 3 | 8 | 1 | 6 |   | 7 |   |   | 9 |
| 6 | 5 |   | 3 |   |   | 8 |   |   |
| 2 |   |   |   |   | 1 |   | 5 |   |
|   | 4 |   |   |   |   | 9 |   |   |
|   | 2 | 7 |   | 8 |   | 5 |   | 4 |
|   | 6 |   | 4 |   | 5 | 7 | 3 |   |

# Puzzle #19

EASY

|   | 3 | 4 | 8 |   |   | 7 |   |   |
|---|---|---|---|---|---|---|---|---|
| 8 |   |   |   | 5 | 6 | 9 |   |   |
|   |   | 9 |   | 3 |   |   | 4 | 8 |
| 5 | 2 | 1 | 7 | 6 |   |   |   |   |
|   | 4 |   |   |   | 5 |   |   | 6 |
| 7 |   |   | 9 |   | 8 | 1 | 2 | 5 |
|   | 8 |   |   | 7 | 4 | 2 |   |   |
| 4 |   |   | 6 |   | 9 |   | 1 | 3 |
|   |   | 6 | 5 |   | 1 |   |   |   |

# Puzzle #20

EASY

|   |   |   |   | 1 |   | 7 |   | 4 |
|---|---|---|---|---|---|---|---|---|
|   | 4 |   | 3 | 7 | 9 | 8 | 2 | 5 |
|   |   |   |   |   | 6 |   |   | 9 |
|   |   |   | 8 |   |   | 5 |   |   |
| 5 |   | 6 |   |   | 7 | 4 |   | 2 |
|   | 2 | 7 |   |   | 4 | 1 |   |   |
|   |   | 3 | 9 |   |   |   | 2 | 8 |
|   |   | 8 | 6 | 4 |   |   |   |   |
|   | 1 |   |   | 2 |   | 6 | 4 |   |

# Puzzle #21

EASY

| | | | | | | | | |
|---|---|---|---|---|---|---|---|---|
|   |   |   |   |   |   |   | 1 | 4 |
| 5 | 8 | 6 | 9 |   | 4 |   |   |   |
|   |   | 1 |   | 7 |   | 6 | 8 |   |
| 6 |   | 8 |   | 4 |   | 9 |   | 1 |
|   | 7 | 9 | 8 |   |   |   |   |   |
|   | 3 |   |   | 6 | 9 |   | 2 |   |
|   |   |   | 4 |   | 3 |   | 5 | 7 |
|   |   |   | 7 |   | 6 | 2 | 9 | 3 |
|   | 5 | 7 |   | 9 | 1 |   |   | 6 |

# Puzzle #22

EASY

# Puzzle #23

EASY

| 8 | 2 | 1 | 3 |   |   | 7 | 6 | 4 |
|---|---|---|---|---|---|---|---|---|
|   | 4 |   | 1 |   |   | 8 |   | 3 |
|   |   |   |   |   |   | 9 |   | 5 |
| 6 |   |   |   | 3 |   | 4 |   | 9 |
|   |   | 9 | 2 |   | 4 |   | 5 |   |
|   | 7 |   | 6 |   |   | 3 |   |   |
|   | 3 | 6 |   | 4 | 2 |   | 9 | 8 |
|   |   | 7 | 9 |   | 3 | 1 |   |   |
|   |   | 8 | 5 |   |   |   | 3 |   |

# Puzzle #24

EASY

| | | | | | 5 | | 9 | 2 |
| | 2 | 4 | | 9 | | | 8 | |
| 8 | | | 4 | | 2 | 5 | | 1 |
| | 3 | 1 | | 4 | | 8 | | 7 |
| | | 2 | 5 | 3 | | 9 | | 6 |
| | | 5 | 9 | 1 | 7 | | 2 | |
| | | | | | | 2 | | 5 |
| | 7 | | 1 | 5 | | 6 | | |
| | | | | | 9 | | 3 | |

# Puzzle #25

EASY

| | | | | | | | | |
|---|---|---|---|---|---|---|---|---|
|   | 6 | 8 | 7 | 1 |   | 5 |   | 3 |
|   | 7 |   |   |   |   | 8 | 6 | 1 |
| 9 | 3 |   | 6 |   | 8 | 4 | 2 |   |
| 6 |   |   |   | 9 | 1 |   |   |   |
| 2 | 8 |   |   |   | 4 | 3 | 1 |   |
| 1 |   |   |   |   | 7 |   |   |   |
| 3 |   | 4 | 2 |   |   |   |   |   |
| 7 | 1 |   | 8 |   |   | 6 | 3 |   |
|   |   |   |   | 7 |   | 1 | 5 |   |

# Puzzle #26

EASY

| 9 | 2 | 5 |   |   | 4 |   |   | 7 |
|   |   |   | 1 | 3 | 9 | 5 |   |   |
| 6 |   |   | 5 |   |   |   |   | 9 |
|   |   |   |   | 1 | 8 | 6 | 9 |   |
| 2 |   |   |   |   | 3 | 1 | 7 | 4 |
|   |   | 6 | 7 | 4 |   |   |   |   |
|   |   | 3 |   |   | 7 | 9 |   | 8 |
|   | 6 |   |   | 8 |   | 4 |   |   |
|   | 4 |   | 9 |   |   | 7 | 3 |   |

# Puzzle #27

## EASY

| | 9 | 1 | | 3 | 4 | 2 | | |
|---|---|---|---|---|---|---|---|---|
| | 7 | | | 2 | 1 | | | |
| | 8 | | 9 | 5 | | | | |
| | | 7 | | | 2 | 8 | 3 | 9 |
| | | | | | 3 | 7 | | 4 |
| 1 | 3 | 9 | 4 | | 7 | | 2 | |
| 8 | 1 | 3 | | 6 | | | | |
| | 6 | 4 | | | | 1 | 5 | 2 |
| | 2 | | | | | 3 | 8 | |

# Puzzle #28

EASY

| | 8 | 5 | 7 | | | 4 | 9 | 1 |
|---|---|---|---|---|---|---|---|---|
| | 6 | 9 | | | | | | 3 |
| 7 | 4 | | | 1 | | 6 | | 8 |
| | | 7 | 9 | 4 | | 3 | | 5 |
| 4 | | | | | 2 | | 6 | |
| 3 | | | | | | | 4 | |
| 9 | | 2 | 4 | 3 | | | | |
| 8 | 7 | | 1 | | | | | 4 |
| 5 | | 4 | 8 | 2 | | 7 | | |

# Puzzle #29

EASY

|   |   |   |   |   | 6 | 9 | 8 |   |
|---|---|---|---|---|---|---|---|---|
|   | 9 |   | 8 |   |   | 1 |   | 3 |
|   | 3 |   |   |   | 9 | 6 | 2 | 7 |
|   |   | 8 | 9 | 3 | 4 | 5 |   |   |
|   |   |   |   |   | 1 | 2 |   | 9 |
|   | 7 |   | 6 |   | 5 | 4 |   | 8 |
|   |   | 3 | 2 |   |   |   |   |   |
|   | 2 | 9 |   | 4 | 8 |   | 5 |   |
| 4 |   | 6 |   | 9 |   | 7 |   |   |

# Puzzle #30

EASY

| | | | | | | | | |
|---|---|---|---|---|---|---|---|---|
| | 3 | | | | | 9 | 5 | |
| | | 8 | 6 | | | 7 | | |
| 5 | 7 | | | 3 | | 6 | | 4 |
| 1 | | | | | 4 | | | 9 |
| | 8 | | | | 6 | | 7 | |
| 2 | | 7 | 3 | 9 | 8 | | 1 | 6 |
| | 9 | 2 | 7 | | 1 | 8 | 6 | 3 |
| | | | | | | 2 | 9 | |
| 8 | 5 | | | | 2 | | 4 | |

# Puzzle #31

EASY

|   |   | 7 | 8 |   |   | 5 | 4 | 3 |
|---|---|---|---|---|---|---|---|---|
| 5 |   | 8 |   | 2 |   | 1 |   |   |
| 3 |   |   |   | 5 | 7 |   | 9 |   |
| 1 | 2 | 9 | 4 |   |   |   |   |   |
|   |   |   | 9 |   | 2 |   | 5 |   |
|   |   | 4 |   |   | 8 | 9 |   |   |
| 6 |   |   |   |   | 3 | 2 |   | 9 |
| 9 |   |   | 5 |   | 1 | 4 | 7 | 6 |
|   |   | 1 |   | 6 |   |   | 8 |   |

# Puzzle #32

EASY

| | 3 | 6 | 8 | 1 | | | 2 | 4 |
| 5 | 1 | 9 | | | | 7 | | |
| | 4 | | | | 3 | 1 | | |
| | | | 7 | | | | 4 | 2 |
| | 2 | | 3 | | 6 | | | 1 |
| 4 | 8 | 3 | | 5 | | 9 | | |
| 2 | | 1 | 3 | | | | | 5 |
| | | | 1 | | 5 | | | 3 |
| 3 | | 8 | 9 | | 4 | | | 7 |

# Puzzle #33

EASY

|   |   | 3 |   |   | 7 |   | 6 |   |
|---|---|---|---|---|---|---|---|---|
| 5 | 6 |   |   | 2 |   | 1 |   |   |
| 7 |   | 4 | 8 | 6 | 9 |   |   |   |
| 2 | 3 | 8 |   |   | 1 |   |   | 6 |
|   |   | 6 | 4 |   | 5 |   | 2 |   |
| 4 | 5 | 1 |   |   |   | 7 | 9 | 8 |
|   | 9 |   |   | 4 | 8 | 6 |   |   |
|   |   | 5 |   | 9 |   |   | 4 | 3 |
|   | 4 |   | 2 | 5 |   |   | 1 |   |

# Puzzle #34

EASY

| 8 | 4 | 3 |   |   | 7 | 1 |   | 6 |
|---|---|---|---|---|---|---|---|---|
|   | 7 |   | 6 | 1 |   |   | 4 |   |
| 6 |   |   |   | 4 | 3 | 7 | 5 |   |
|   |   | 7 |   | 6 |   |   |   |   |
|   | 3 | 6 | 1 |   | 9 | 2 |   |   |
|   |   | 5 |   | 3 |   | 4 |   | 1 |
| 3 |   | 1 | 4 | 8 |   | 9 | 7 |   |
| 9 |   |   |   |   |   | 8 |   | 5 |
| 7 |   |   | 9 |   |   |   | 3 |   |

# Puzzle #35

## EASY

|   |   | 9 | 6 |   |   |   | 8 |   |
|---|---|---|---|---|---|---|---|---|
| 5 | 6 |   | 1 | 3 | 8 | 4 |   |   |
|   |   | 1 | 7 | 9 | 4 |   |   |   |
| 2 | 5 |   |   |   | 1 |   | 3 |   |
|   |   | 4 |   | 2 | 5 |   | 1 | 9 |
| 1 | 9 |   | 4 |   |   |   | 5 |   |
|   | 2 | 6 |   |   | 7 |   |   |   |
|   |   |   |   | 4 | 6 | 1 |   |   |
|   |   | 5 |   | 8 |   | 6 |   |   |

# Puzzle #36

EASY

| 9 |   |   | 1 | 6 |   | 8 | 5 | 3 |
|---|---|---|---|---|---|---|---|---|
| 4 |   | 3 |   | 2 |   |   |   | 1 |
|   | 1 | 6 | 3 |   | 5 |   |   |   |
|   | 4 |   | 7 |   |   | 3 |   |   |
|   | 7 |   | 2 | 9 | 1 |   |   |   |
| 6 |   |   | 8 |   |   | 1 | 2 |   |
|   | 6 |   |   | 1 |   | 7 |   | 8 |
|   |   | 4 |   | 3 | 9 | 2 |   |   |
|   |   | 1 |   |   |   | 9 |   | 6 |

# Puzzle #37

## EASY

| | | | | | | | | |
|---|---|---|---|---|---|---|---|---|
| | | 2 | | | | | 5 | 4 |
| 4 | 8 | | | 6 | | 1 | | |
| | 9 | 5 | | 1 | 4 | 6 | 2 | |
| | | | 6 | | | 8 | | |
| | | | | | 7 | | 3 | |
| | | | | 3 | | 9 | 6 | 5 |
| 5 | 1 | 6 | 7 | | | 4 | | |
| 2 | | 9 | 1 | | 6 | | 8 | |
| 3 | | 8 | 5 | 2 | | 7 | | |

# Puzzle #38

EASY

| | | 3 | | 4 | | | 2 | 9 |
|---|---|---|---|---|---|---|---|---|
| 8 | | | | | | | 3 | 1 |
| | | 6 | | 3 | 5 | 4 | | |
| 3 | | | 1 | | 7 | 2 | | |
| | | | 3 | | | 1 | 6 | |
| | | 4 | | 6 | 2 | | | 3 |
| | | | 5 | 2 | 6 | | 1 | |
| | 3 | 5 | | | | 9 | 4 | 2 |
| 7 | | | 4 | 9 | | | 5 | |

# Puzzle #39

EASY

| | 9 | 2 | | 8 | | | 3 | 1 |
|---|---|---|---|---|---|---|---|---|
| 1 | | 3 | 7 | 9 | | | | |
| 8 | | 6 | | | 5 | | 9 | |
| | | | | 7 | 4 | 9 | 2 | 3 |
| | | 7 | 5 | | | | | 4 |
| 9 | | | | 3 | | | 5 | 6 |
| 3 | | 8 | 9 | | | 6 | | |
| 6 | | | | 4 | | 3 | 7 | |
| | | | 6 | 2 | | 1 | | 9 |

# Puzzle #40

EASY

| 5 |   | 7 |   |   | 1 | 2 | 8 |   |
|---|---|---|---|---|---|---|---|---|
|   |   |   | 5 | 2 | 9 | 7 |   |   |
| 2 |   | 1 |   | 7 |   |   |   | 5 |
| 8 | 5 |   |   |   |   | 1 |   | 7 |
|   |   |   | 8 | 6 |   | 5 | 2 | 4 |
| 7 | 4 | 6 | 1 |   |   |   |   |   |
| 3 |   | 4 |   |   |   | 6 |   | 1 |
| 6 | 8 |   |   |   | 4 |   |   | 3 |
|   |   |   | 3 |   |   | 8 | 4 |   |

# Puzzle #41

EASY

| | 1 | | | | | 2 | | |
|---|---|---|---|---|---|---|---|---|
| 7 | | 2 | | 8 | | 1 | | |
| 4 | | 9 | 5 | | | | 3 | 7 |
| | 5 | | | 6 | 3 | 4 | | 9 |
| | | 6 | | 4 | | | 8 | 5 |
| 2 | | | 7 | 5 | 9 | | 1 | 3 |
| 5 | | | 4 | 9 | 8 | 3 | | |
| 9 | | | | 7 | 6 | | 4 | |
| | 2 | 4 | | | | 9 | | |

# Puzzle #42

EASY

| | | 2 | | | | 6 | 5 | 1 |
|---|---|---|---|---|---|---|---|---|
| 5 | 8 | | | 6 | 1 | 4 | 3 | |
| 3 | 6 | 1 | | 9 | 5 | 8 | | |
| | | | | 4 | 7 | 5 | 6 | |
| | | | | | | 1 | | |
| | | | 3 | | | 2 | 9 | 4 |
| 2 | 7 | 6 | | | 9 | 3 | | |
| | | | 6 | | | | 7 | 2 |
| 8 | | | 7 | | 4 | | | |

# Puzzle #43

## EASY

| | 1 | | | 6 | | | | 7 |
|---|---|---|---|---|---|---|---|---|
| 9 | | | | 7 | 5 | 1 | | 3 |
| 5 | 3 | | 1 | | 9 | | | |
| | | 6 | | | 1 | | 7 | 4 |
| | | 1 | | 3 | | 9 | | 8 |
| 8 | 4 | | 6 | 2 | | | 1 | |
| | 9 | 3 | | 5 | | 4 | | |
| 7 | | 4 | | 1 | | 8 | 5 | 6 |
| | | | | 4 | | | | |

# Puzzle #44

EASY

| 3 | 5 |   | 6 |   | 9 | 7 |   | 8 |
|---|---|---|---|---|---|---|---|---|
|   |   | 8 |   | 1 |   |   |   |   |
| 9 | 4 |   |   |   | 7 |   |   |   |
|   | 3 | 5 |   | 6 |   | 2 |   | 9 |
|   | 2 |   | 1 |   | 5 | 8 |   |   |
| 4 |   |   |   | 7 |   | 5 |   | 6 |
| 2 | 9 |   |   |   | 6 | 1 |   | 5 |
|   | 7 |   |   | 4 | 1 | 3 | 9 |   |
| 8 |   | 3 |   |   |   |   |   | 7 |

# Puzzle #45

EASY

| 5 | 3 | 4 |   | 6 | 2 |   | 9 | 8 |
|---|---|---|---|---|---|---|---|---|
| 9 | 2 |   | 3 |   |   | 6 | 4 |   |
|   | 7 |   |   | 9 |   | 2 | 3 | 5 |
| 3 | 1 |   | 5 |   |   |   |   |   |
|   |   | 6 |   | 4 |   |   |   |   |
|   | 5 |   | 6 | 2 | 8 |   |   |   |
|   |   | 5 |   | 3 |   | 4 | 8 |   |
|   | 9 |   |   |   |   | 3 | 5 | 6 |
| 1 |   |   |   |   | 6 | 9 |   |   |

# Puzzle #46

EASY

<table>
<tr><td>3</td><td></td><td></td><td>9</td><td></td><td></td><td>5</td><td>4</td><td>6</td></tr>
<tr><td>5</td><td></td><td></td><td>4</td><td>7</td><td>6</td><td>1</td><td></td><td></td></tr>
<tr><td>6</td><td>8</td><td></td><td></td><td></td><td></td><td>7</td><td>9</td><td></td></tr>
<tr><td></td><td></td><td></td><td></td><td>1</td><td></td><td>4</td><td>2</td><td></td></tr>
<tr><td></td><td></td><td>1</td><td>6</td><td></td><td></td><td></td><td>7</td><td>3</td></tr>
<tr><td></td><td>9</td><td>2</td><td>8</td><td></td><td></td><td></td><td></td><td></td></tr>
<tr><td>2</td><td>4</td><td>6</td><td>1</td><td>9</td><td></td><td></td><td>5</td><td></td></tr>
<tr><td>9</td><td></td><td></td><td>7</td><td></td><td></td><td></td><td>8</td><td></td></tr>
<tr><td></td><td></td><td></td><td></td><td></td><td></td><td></td><td></td><td>4</td></tr>
</table>

# Puzzle #47

EASY

|   |   |   |   |   |   |   |   |   |
|---|---|---|---|---|---|---|---|---|
|   |   |   | 5 |   |   | 6 | 3 |   |
| 1 | 9 |   |   | 8 |   |   |   |   |
|   |   | 5 | 6 |   | 7 | 4 |   |   |
|   |   | 1 | 8 |   | 4 | 5 | 6 |   |
|   |   | 3 | 7 | 6 | 1 |   |   | 2 |
|   |   | 8 |   |   | 5 |   | 4 | 1 |
| 6 |   |   | 3 | 5 |   | 1 |   | 4 |
|   | 1 | 7 |   |   |   | 9 | 8 |   |
|   | 4 |   | 1 | 7 |   |   | 5 |   |

# Puzzle #48

EASY

| 9 | 7 | 8 | 6 |   | 3 |   | 4 |   |
|---|---|---|---|---|---|---|---|---|
| 5 |   |   | 4 |   |   | 3 | 9 |   |
|   |   |   | 5 |   |   | 2 |   | 7 |
| 8 | 1 | 4 |   | 3 |   |   |   |   |
| 2 | 6 |   | 7 |   |   |   |   |   |
| 7 |   | 5 | 2 | 8 |   |   |   | 9 |
| 3 | 9 |   |   |   |   |   | 5 | 1 |
|   |   | 2 |   | 4 |   |   | 8 | 3 |
| 4 |   | 1 |   |   | 7 |   |   | 6 |

# Puzzle #49

EASY

|   |   |   |   | 7 | 2 |   |   | 6 | 8 |
|---|---|---|---|---|---|---|---|---|---|
|   |   | 6 |   |   |   | 4 |   | 2 |   |
|   |   |   |   |   | 1 |   |   |   |   |
| 6 | 9 |   | 3 |   | 2 | 8 | 5 |   |
| 2 |   | 8 |   |   |   | 9 |   | 7 |
| 5 | 7 | 4 | 8 |   |   | 6 | 3 | 2 |
|   |   | 6 |   |   | 9 | 1 | 4 |   |
|   | 2 |   | 5 |   | 7 | 3 |   | 6 |
|   |   |   |   |   |   |   |   | 9 |

# Puzzle #50

EASY

| 5 |   |   | 6 | 3 |   | 1 |   |   |
|---|---|---|---|---|---|---|---|---|
| 2 | 6 | 1 | 9 |   |   |   |   |   |
|   |   | 9 |   |   | 5 |   | 7 |   |
|   | 9 | 5 |   |   | 3 | 4 |   |   |
|   | 2 | 8 | 1 |   |   |   | 3 | 7 |
| 6 |   |   | 2 | 8 |   |   |   |   |
|   |   |   |   | 2 | 8 |   | 6 | 1 |
|   |   |   |   | 7 |   |   | 9 |   |
| 7 | 5 | 6 | 4 |   |   | 8 |   | 3 |

# Puzzle #51

EASY

| 5 |   |   |   |   | 2 | 6 | 3 | 8 |
|---|---|---|---|---|---|---|---|---|
| 6 | 3 | 2 | 4 |   | 9 |   |   |   |
|   |   |   | 6 | 3 |   | 2 | 4 |   |
|   | 5 |   |   |   | 7 | 4 |   | 3 |
|   |   |   |   |   | 6 | 8 | 5 | 1 |
| 2 |   |   |   |   |   | 9 |   |   |
| 9 |   |   | 5 | 6 | 3 | 1 |   |   |
| 3 |   |   |   | 9 |   |   |   |   |
| 4 |   |   | 8 |   | 1 |   |   | 7 |

# Puzzle #52

EASY

| | | 3 | | 1 | | | 4 | 5 |
|---|---|---|---|---|---|---|---|---|
| 7 | | 4 | | | | 2 | 9 | 6 |
| 5 | | | 6 | 9 | 4 | 1 | | |
| 9 | 4 | 5 | | | | | 2 | 8 |
| | | 6 | 8 | 4 | | 5 | | |
| | | | | 2 | 5 | 6 | | 4 |
| 2 | | | 4 | 8 | | 9 | 6 | |
| | 6 | | | | | 3 | 5 | |
| | 3 | | | | | | | 7 |

# Puzzle #53

EASY

| | | | | | | | | |
|---|---|---|---|---|---|---|---|---|
|   | 8 | 6 |   | 5 | 2 | 9 | 3 | 7 |
|   | 9 | 5 | 3 |   |   | 6 |   |   |
| 3 | 7 | 2 | 9 | 4 | 6 | 8 |   |   |
|   |   | 4 |   |   |   | 1 | 7 |   |
|   |   | 8 |   |   |   |   | 6 | 4 |
| 9 |   |   |   | 6 |   |   |   | 3 |
|   |   | 3 |   | 1 |   | 7 |   | 8 |
|   |   |   | 2 | 3 |   | 4 | 5 | 6 |
|   | 4 |   |   |   | 5 |   | 2 | 1 |

# Puzzle #54

EASY

| 2 | 7 |   | 9 |   |   |   | 6 |   |
|---|---|---|---|---|---|---|---|---|
| 9 |   | 8 |   | 6 |   |   | 2 |   |
|   |   | 5 | 4 |   |   |   |   |   |
| 4 |   |   |   |   |   | 7 |   |   |
| 6 |   |   | 3 | 7 |   | 1 |   | 5 |
| 7 | 1 | 9 |   | 5 | 8 |   |   |   |
| 5 |   | 7 | 8 | 9 |   |   | 1 | 2 |
| 3 |   | 6 |   | 1 |   |   |   | 4 |
|   |   |   | 7 |   | 3 | 6 |   | 9 |

# Puzzle #55

## EASY

| | | 7 | 5 | 6 | | | | |
|---|---|---|---|---|---|---|---|---|
| | 6 | | | | 8 | 3 | | 7 |
| | | | 7 | 3 | | 6 | 4 | |
| 3 | 7 | | 1 | | | | 8 | |
| 9 | | | | | | 7 | 6 | |
| | 5 | 8 | 4 | | 9 | | 2 | |
| 1 | 2 | 3 | 6 | | 5 | 9 | | |
| 7 | | | | 8 | | | | 5 |
| | 4 | | | 1 | 7 | 2 | | 6 |

# Puzzle #56

EASY

| | 1 | | 3 | 7 | | 2 | | |
|---|---|---|---|---|---|---|---|---|
| 9 | 8 | | | 6 | 2 | 7 | | 4 |
| | | 7 | 8 | | | | | |
| | 3 | | 2 | | | | 7 | 6 |
| 1 | | 5 | | 8 | | 4 | | 9 |
| | | 9 | 4 | 5 | | 1 | | 8 |
| 7 | 5 | | | | | 3 | 6 | |
| | 4 | | | 2 | 6 | 9 | | |
| | | 2 | 1 | | | | | |

# Puzzle #57

EASY

| 8 |   |   | | 4 |   | |   |   | 5 |
|   | 4 |   | |   | 9 | |   |   |   |
| 3 |   | 2 | 8 |   |   | |   | 7 |   |
| | | | | | | | | | |
|   | 2 | 1 | |   | 4 | | 7 | 5 | 8 |
|   |   | 4 | | 7 |   | | 1 | 3 |   |
| 9 | 7 |   | |   | 8 | | 2 | 4 |   |
| | | | | | | | | | |
| 2 |   | 8 | | 9 | 5 | |   |   | 4 |
|   |   | 7 | |   |   | |   | 9 |   |
| 4 | 5 |   | 2 | 6 |   | | 3 |   |   |

# Puzzle #58

EASY

|   |   |   | 5 |   |   | 6 | 4 |   |
|---|---|---|---|---|---|---|---|---|
|   | 1 |   | 3 | 6 |   |   |   |   |
|   |   | 3 | 2 |   | 8 |   |   | 7 |
| 7 | 5 |   |   | 2 | 3 | 8 | 6 |   |
|   |   |   |   | 8 | 7 | 1 |   | 5 |
| 8 |   | 1 |   | 5 | 9 |   |   |   |
|   | 6 | 5 | 7 | 3 |   | 4 |   | 8 |
|   | 3 | 2 |   |   |   |   |   | 1 |
|   |   |   | 9 |   |   | 2 | 3 |   |

# Puzzle #59

EASY

| | 8 | 4 | | 1 | 2 | | | 7 |
|---|---|---|---|---|---|---|---|---|
| 7 | | 3 | 4 | | | | 6 | |
| 1 | 6 | | | 5 | | | 4 | |
| 9 | | | | | | 4 | 2 | |
| | | 2 | 4 | 7 | | 9 | | |
| | 3 | 1 | | | | | 7 | 5 |
| 2 | 4 | | 5 | 7 | | | 3 | |
| 8 | | | | 9 | | 6 | | |
| | 9 | | | | | 7 | 8 | |

# Puzzle #60

EASY

| | | | | | | | | |
|---|---|---|---|---|---|---|---|---|
| | | | 4 | | | 8 | | 7 |
| | | 6 | 9 | | 7 | | | |
| | 9 | 8 | 3 | | 1 | 4 | | |
| | 8 | 2 | 7 | | | | 4 | 9 |
| | 5 | 4 | | | | 1 | | |
| 1 | 6 | | 8 | | | | 3 | |
| 8 | | 9 | 1 | | 3 | 7 | 6 | |
| | 7 | | | | 9 | | | |
| | 3 | | 5 | | | | | |

# Puzzle #61

EASY

| 3 |   | 7 | 1 |   | 6 |   |   |   |
|   | 4 |   |   | 8 | 5 |   |   |   |
| 8 |   |   |   |   | 2 | 6 | 4 | 1 |
|   |   | 2 |   |   |   |   |   | 6 |
|   | 3 | 8 |   |   | 7 |   | 9 | 5 |
| 1 |   |   |   |   | 9 | 2 | 8 | 7 |
| 2 |   |   |   |   |   |   |   | 4 |
|   |   | 3 |   | 6 | 4 |   | 2 | 9 |
| 5 | 9 | 4 | 2 |   | 8 |   |   |   |

# Puzzle #62

EASY

|   |   |   |   |   |   |   |   |   |
|---|---|---|---|---|---|---|---|---|
|   |   |   |   | 7 | 6 |   | 4 | 8 |
| 2 |   |   | 5 |   |   |   |   |   |
| 3 |   |   |   | 9 |   |   |   |   |
| 6 | 1 | 9 | 8 | 3 | 4 | 7 |   |   |
|   |   | 2 | 9 |   |   | 1 |   |   |
|   | 5 |   |   |   |   |   | 9 | 3 |
| 4 |   |   | 7 |   | 1 | 5 | 3 |   |
| 5 | 6 | 1 |   |   |   | 4 | 2 | 7 |
| 9 |   | 3 |   |   | 5 | 6 |   | 1 |

# Puzzle #63

EASY

|   | 3 | 7 | 6 | 2 | 1 |   |   |   |
|   |   |   |   | 3 |   | 9 |   |   |
|   | 1 | 5 |   | 8 |   |   | 2 | 3 |
| 8 |   |   |   |   |   |   | 1 |   |
|   |   | 1 |   |   | 7 |   |   |   |
| 3 | 6 | 2 | 9 | 1 |   |   |   | 8 |
|   | 8 | 4 | 2 |   |   |   | 5 | 7 |
| 7 | 2 |   | 5 |   |   |   |   | 9 |
| 5 |   | 6 |   |   |   |   | 3 | 4 |

# Puzzle #64

EASY

|   | 3 |   |   |   | 1 |   |   |   |
|   |   |   |   |   |   |   |   |   |
| 7 |   | 6 |   |   |   | 5 |   | 3 |
|   |   |   |   | 5 | 6 | 8 |   |   |
| 3 |   | 1 |   |   | 8 | 9 | 2 |   |
|   | 4 |   | 1 |   | 9 |   | 6 |   |
|   |   |   |   |   | 4 | 1 |   | 5 |
| 9 | 1 |   | 6 |   |   |   | 8 | 7 |
| 4 |   | 8 |   | 2 | 7 | 3 | 5 |   |
|   |   | 7 |   | 1 |   |   | 9 | 6 |

# Puzzle #65

EASY

| | 7 | 9 | | 4 | 3 | 2 | | |
|---|---|---|---|---|---|---|---|---|
| 3 | 5 | 2 | 9 | 6 | | | 7 | |
| 6 | | 4 | 2 | | | | | |
| | | 3 | 4 | | | | 1 | |
| | | 7 | | 5 | | | | |
| 9 | | | 7 | | 1 | 4 | | 8 |
| | | | | | 6 | 9 | 2 | 7 |
| | | 1 | | 7 | 4 | | 8 | |
| 7 | | | 3 | | 9 | 5 | | |

# Puzzle #66

EASY

|   | 9 | 8 |   | 1 | 3 |   | 7 |   |
|---|---|---|---|---|---|---|---|---|
|   |   | 7 | 5 |   |   |   | 6 | 1 |
|   |   | 5 |   |   | 7 |   | 4 |   |
|   |   | 4 |   | 5 |   |   |   | 2 |
|   |   |   | 3 |   | 6 | 1 | 8 |   |
| 2 | 6 |   |   |   | 8 | 5 | 9 | 7 |
|   | 4 |   |   |   | 5 | 3 |   |   |
|   | 5 | 1 | 6 |   | 4 |   |   | 9 |
|   | 8 | 2 |   | 3 |   |   |   | 6 |

# Puzzle #67

EASY

|   | 2 | 5 |   | 3 | 9 |   | 8 |   |
|---|---|---|---|---|---|---|---|---|
| 8 |   |   |   |   |   |   | 7 | 4 |
| 7 |   | 6 | 4 | 1 |   |   | 9 |   |
|   |   | 4 | 1 |   |   | 2 |   |   |
|   | 8 | 3 |   |   | 5 |   |   | 9 |
| 1 |   | 2 |   |   |   | 8 | 3 |   |
| 9 |   |   | 8 | 5 | 2 | 4 | 1 |   |
|   |   |   |   |   |   | 7 |   | 6 |
|   | 4 |   | 3 |   |   |   | 5 | 8 |

# Puzzle #68

EASY

| 6 |   |   |   |   |   |   | 2 |   |
|---|---|---|---|---|---|---|---|---|
| 2 | 3 |   | 1 |   | 7 | 9 | 5 | 6 |
|   |   | 9 | 2 | 6 | 5 |   | 1 | 3 |
|   | 2 | 7 |   |   |   |   |   |   |
| 8 | 1 |   | 5 |   |   | 3 | 7 | 4 |
| 9 |   |   |   | 3 |   | 1 | 8 |   |
|   | 8 | 4 | 3 |   |   | 7 |   |   |
| 5 | 9 |   |   |   | 1 | 2 | 4 |   |
|   |   |   | 8 |   | 4 |   |   |   |

# Puzzle #69

EASY

| | | | 7 | | | | | |
|---|---|---|---|---|---|---|---|---|
| 7 | 6 | 1 | | | | | 5 | |
| 2 | 3 | 8 | 1 | | | 9 | | |
| 8 | 7 | 4 | | | 2 | 6 | 3 | |
| 9 | | 3 | | | | 5 | | |
| | 1 | | 4 | | | 2 | 7 | |
| | 8 | | | 5 | | | | 6 |
| 6 | | 9 | | 1 | 8 | | 4 | 2 |
| 3 | | | | 6 | 7 | | 1 | |

# Puzzle #70

EASY

# Puzzle #71

EASY

| 4 |   | 6 | 9 |   |   |   |   | 1 |
|---|---|---|---|---|---|---|---|---|
|   | 7 |   |   | 2 |   |   | 3 |   |
|   | 9 | 8 | 5 |   | 6 |   |   |   |
|   |   | 7 |   | 5 | 8 | 6 | 9 |   |
|   |   | 9 |   |   | 1 | 2 | 8 | 3 |
| 8 |   |   | 6 |   |   |   |   |   |
|   |   | 5 | 4 |   | 3 |   |   | 9 |
| 1 | 6 |   |   |   |   | 3 |   | 5 |
| 9 |   |   | 1 | 7 |   |   | 6 | 8 |

# Puzzle #72

EASY

| 8 |   |   |   | 7 | 4 | 2 |   |   |
|---|---|---|---|---|---|---|---|---|
|   | 2 |   |   |   |   |   |   | 6 |
|   |   | 9 | 2 | 8 | 1 | 3 |   | 7 |
|   |   |   | 4 |   |   | 6 | 3 | 8 |
|   |   | 3 |   |   | 7 | 1 |   |   |
| 5 |   | 1 |   |   | 8 | 7 | 4 |   |
| 7 |   |   | 1 |   | 3 |   |   |   |
|   |   | 6 | 7 | 5 |   |   |   |   |
|   | 1 | 4 |   |   |   |   |   | 3 |

# Puzzle #73

EASY

| | | 9 | | 6 | 3 | | | |
|---|---|---|---|---|---|---|---|---|
| 8 | | 7 | 4 | | | | 5 | |
| | 1 | 6 | 7 | | | 9 | | 8 |
| 6 | | | 3 | | | | 8 | |
| 7 | | 3 | 1 | 4 | 9 | | | 6 |
| 1 | | 2 | 5 | | 6 | | 9 | 7 |
| 2 | | | | | | | 3 | 9 |
| 5 | | | | 3 | | | | |
| | | | 2 | | 4 | 1 | 6 | 5 |

# Puzzle #74

EASY

| 5 |   | 4 | 2 | 8 | 1 | 9 |   | 7 |
|---|---|---|---|---|---|---|---|---|
|   | 7 |   | 9 |   | 4 |   |   | 3 |
|   | 9 |   |   | 6 |   | 2 |   |   |
| 2 | 4 |   | 5 |   | 6 |   |   |   |
|   |   | 1 |   | 3 |   |   | 7 | 5 |
| 3 |   | 5 |   |   |   | 1 | 4 |   |
|   | 2 |   |   |   | 5 |   | 3 |   |
|   |   | 3 | 8 | 7 |   |   |   | 6 |
| 7 |   |   | 1 |   | 3 |   |   | 9 |

# Puzzle #75

EASY

|   |   |   |   |   |   |   |   |   |
|---|---|---|---|---|---|---|---|---|
|   |   | 9 |   |   |   | 4 | 5 |   |
|   |   | 6 |   |   |   |   |   |   |
| 8 |   | 7 | 5 |   |   |   |   |   |
|   | 9 |   | 3 |   |   | 2 | 8 |   |
|   |   |   | 2 | 8 |   |   | 4 |   |
|   |   | 8 | 1 | 4 | 5 |   | 9 | 3 |
| 9 |   | 4 | 7 |   |   | 1 | 6 |   |
| 1 |   | 3 | 4 | 9 |   |   |   | 5 |
| 5 |   |   | 8 | 1 |   | 9 |   | 4 |

# Puzzle #76

EASY

| 6 | 5 | 7 |   |   | 8 |   |   |   |
|---|---|---|---|---|---|---|---|---|
|   |   | 4 | 7 |   |   |   |   |   |
| 2 | 9 | 3 | 1 |   | 5 |   |   |   |
| 8 |   | 6 | 2 | 9 |   |   |   |   |
| 3 |   |   | 6 | 5 |   |   | 8 |   |
|   | 4 | 5 |   |   |   | 9 |   | 2 |
| 5 |   | 1 |   | 2 | 9 |   |   | 7 |
|   |   |   |   |   | 6 | 5 | 2 |   |
| 4 | 7 |   | 5 |   |   | 3 | 9 |   |

# Puzzle #77

EASY

|   | 4 | 8 |   |   | 1 |   |   | 7 |
|---|---|---|---|---|---|---|---|---|
| 3 |   | 2 |   |   |   | 9 |   |   |
| 1 | 6 | 7 |   |   | 8 |   | 5 |   |
| 2 |   |   | 1 | 8 |   |   | 6 |   |
| 6 |   | 3 | 4 |   | 9 |   |   |   |
| 8 |   |   | 3 |   |   |   | 4 | 1 |
|   | 2 | 6 | 8 |   | 3 | 4 |   |   |
| 5 | 3 |   | 7 |   |   | 8 |   |   |
|   | 8 |   |   | 2 |   |   |   | 3 |

# Puzzle #78

EASY

| 5 |   |   |   |   | 6 | 8 |   |   |
|---|---|---|---|---|---|---|---|---|
|   |   | 9 | 3 |   |   | 2 | 4 | 6 |
|   | 8 | 4 |   | 1 |   |   | 5 |   |
| 3 |   |   | 6 | 2 | 5 |   | 8 |   |
|   |   | 7 | 1 |   | 4 |   |   |   |
|   | 6 | 8 |   | 3 | 9 |   |   | 1 |
| 1 |   |   |   | 9 | 2 | 4 | 7 |   |
|   |   | 2 |   | 7 |   |   |   | 8 |
| 8 |   | 5 |   |   |   |   | 3 |   |

# Puzzle #79

EASY

| 2 |   | 4 |   | 8 |   | 9 |   |   |
|   |   |   |   |   |   |   |   |   |
| 9 |   |   |   |   | 1 |   | 2 |   |
|   | 3 |   | 5 | 9 |   |   |   | 7 |
|   | 4 | 2 | 9 |   |   | 5 |   | 1 |
|   |   | 5 | 1 |   | 4 |   | 9 |   |
| 1 | 7 |   |   |   | 8 |   |   | 6 |
|   |   |   |   |   |   | 1 | 8 |   |
|   | 1 | 8 |   | 6 |   | 3 | 5 | 2 |
|   | 2 | 3 |   | 1 |   | 7 |   |   |

# Puzzle #80

EASY

|   |   |   |   |   |   |   |   |   |
|---|---|---|---|---|---|---|---|---|
| 6 |   | 5 | 9 | 8 |   | 3 | 1 |   |
|   | 7 |   |   | 5 | 1 |   |   | 2 |
|   |   |   |   | 7 |   | 9 | 6 |   |
| 3 |   |   |   | 1 | 5 |   | 7 | 6 |
|   |   |   | 7 |   |   | 1 |   |   |
|   |   |   |   |   | 8 | 2 | 9 |   |
|   |   | 2 | 5 |   |   | 6 |   |   |
| 7 |   |   |   | 9 |   |   |   | 8 |
| 4 | 5 | 9 |   |   | 6 | 7 |   | 1 |

# Puzzle #81

EASY

| 9 |   |   | | |   | 3 | | |   |   |
| | 7 | 1 | | 6 |   | 8 | | 5 |   |   |
| |   |   | | 2 |   |   | | 8 | 7 |   |
| | 9 |   | |   | 1 | 4 | | 3 |   |   |
| 5 | 3 | 7 | |   | 6 |   | |   | 1 | 4 |
| 6 | 1 | 4 | | 9 | 3 |   | | 7 |   |   |
| |   |   | | 4 | 8 |   | |   | 5 |   |
| |   |   | |   | 2 |   | | 1 |   | 7 |
| 1 |   | 8 | |   | 9 | 7 | |   |   | 2 |

# Puzzle #82

EASY

|   |   | 2 | 4 |   | 5 |   |   |   |
|   |   |   |   |   |   |   |   |   |
| 3 |   |   | 7 | 9 | 1 |   | 8 |   |
| 1 |   | 8 | 3 |   | 6 | 5 |   |   |
| 4 | 2 | 7 | 1 |   |   |   | 3 |   |
| 9 |   |   |   |   | 7 | 2 | 1 | 5 |
|   | 8 |   | 6 |   |   |   | 4 |   |
|   |   |   |   | 6 | 3 |   | 2 | 4 |
| 2 | 7 |   |   |   | 4 | 8 |   |   |
|   |   |   |   |   | 8 | 3 | 9 |   |

# Puzzle #83

EASY

|   |   |   | 5 | 3 |   |   |   |   |
|---|---|---|---|---|---|---|---|---|
| 6 |   | 5 | 4 |   |   | 2 | 8 |   |
|   | 9 |   | 2 | 8 |   |   |   | 7 |
|   | 8 | 2 |   |   |   |   | 3 |   |
|   |   |   | 6 | 1 |   |   |   | 5 |
| 1 | 5 |   | 3 | 2 |   | 7 | 4 | 9 |
| 9 | 6 |   |   |   |   |   | 7 |   |
| 2 | 7 |   | 8 |   | 3 |   |   |   |
| 5 |   |   | 9 | 7 |   | 1 |   | 8 |

# Puzzle #84

EASY

| 7 | 1 | 9 | 6 |   |   |   | 4 | 2 |
|---|---|---|---|---|---|---|---|---|
| 3 |   |   | 5 |   |   |   |   |   |
|   |   |   |   |   | 1 |   |   | 8 |
|   |   | 4 |   | 6 |   |   | 2 |   |
|   |   | 2 |   |   | 9 | 3 |   |   |
| 9 |   | 3 | 7 |   |   | 1 |   | 5 |
|   |   |   | 1 | 8 | 3 | 4 | 5 |   |
| 4 |   | 1 | 9 |   |   |   |   | 7 |
| 8 | 6 | 5 | 4 | 2 |   | 9 |   | 3 |

# Puzzle #85

EASY

| 9 |   |   | 7 |   | 3 |   | 8 |   |
|---|---|---|---|---|---|---|---|---|
| 3 |   |   | 5 | 4 |   | 9 |   | 1 |
|   |   | 4 |   |   | 9 |   | 7 |   |
| 1 |   |   |   |   |   |   | 5 | 8 |
| 7 |   |   | 1 | 6 | 5 |   |   |   |
| 5 | 2 |   |   | 9 |   |   |   | 6 |
|   |   | 6 | 4 |   | 8 | 1 | 9 | 3 |
| 8 |   | 1 |   | 3 |   |   |   | 2 |
|   |   |   |   | 2 | 1 |   |   | 7 |

# Puzzle #86

EASY

| 9 |   |   | 2 |   |   | 1 | 3 | 7 |
|---|---|---|---|---|---|---|---|---|
| 4 | 7 |   |   |   |   |   | 8 |   |
|   | 2 | 8 | 3 | 5 |   |   |   |   |
| 7 |   |   |   | 1 | 3 | 8 |   |   |
|   | 4 | 2 | 8 |   | 9 | 6 |   | 1 |
|   | 8 |   |   | 4 |   | 9 | 7 |   |
| 5 | 9 | 4 |   |   | 8 |   |   | 2 |
|   |   | 7 |   | 2 | 6 |   | 1 |   |
| 2 |   |   |   | 9 | 5 |   |   |   |

# Puzzle #87

EASY

| | | 7 | | | | 3 | 8 | 1 |
|---|---|---|---|---|---|---|---|---|
| 4 | | 1 | | 9 | | 2 | | 5 |
| | 6 | | 3 | | 1 | | 9 | 4 |
| | 4 | 2 | | 7 | | | 1 | 3 |
| | | 3 | 2 | 4 | | 5 | 7 | |
| | | 6 | 8 | 1 | | | | |
| | | | | | | 1 | | |
| 5 | | 9 | | | | 6 | | |
| | | 8 | 6 | 5 | 2 | | | 7 |

# Puzzle #88

EASY

|   | 4 | 8 |   |   |   |   | 2 |   |
|   |   |   |   |   |   |   |   |   |
| 6 |   | 7 | 2 | 1 |   |   | 9 |   |
|   | 3 |   |   |   |   | 6 |   | 7 |
| 8 |   |   | 3 |   |   |   | 4 |   |
|   | 7 |   | 9 | 5 |   |   |   | 6 |
|   |   |   |   |   | 6 |   | 8 | 2 |
| 5 |   |   | 7 |   | 2 |   |   | 1 |
|   | 1 | 9 | 6 | 8 |   |   |   | 4 |
|   | 2 | 6 | 1 | 4 | 9 |   | 7 |   |

# Puzzle #89

EASY

| 8 | 9 |   |   | 6 |   |   |   |   |
|   | 2 | 3 |   | 9 | 7 |   | 1 | 4 |
|   | 7 |   |   | 4 | 5 | 9 |   |   |
|   | 6 | 7 |   |   | 8 |   |   |   |
| 4 |   | 2 |   | 7 |   | 5 |   | 1 |
|   |   |   |   |   |   |   | 7 | 3 |
|   |   |   | 6 | 1 | 9 | 7 |   | 5 |
|   |   | 5 |   | 3 |   |   | 9 | 8 |
|   | 3 |   | 5 |   |   |   | 2 |   |

# Puzzle #90

EASY

| 1 | 3 |   | 2 |   |   | 4 | 8 | 6 |
|---|---|---|---|---|---|---|---|---|
|   | 7 | 8 |   |   |   |   |   |   |
|   |   | 2 | 1 |   |   | 7 |   |   |
| 8 | 9 |   |   | 2 |   |   | 6 | 7 |
| 7 |   | 5 | 8 | 6 |   |   |   |   |
|   | 1 | 6 |   |   | 9 |   |   | 5 |
| 6 | 2 |   |   | 3 |   | 5 |   |   |
| 9 |   |   | 7 | 1 |   |   |   | 8 |
| 3 |   | 7 | 5 |   | 2 |   | 1 | 9 |

# Puzzle #91

EASY

| 8 |   |   | | 7 |   | | 2 |   |   |
|---|---|---|---|---|---|---|---|---|---|
|   | 7 |   | |   |   | | 5 |   |   |
| 2 | 9 | 4 | | 8 |   | 6 |   |   |   |
| 6 |   |   | |   | 1 | 3 | |   | 2 |   |
|   | 1 |   | |   | 8 |   | |   |   | 9 |
| 5 |   | 7 | | 4 |   | 9 | | 1 | 3 | 8 |
|   | 5 |   | | 6 | 3 |   | |   | 4 |   |
| 9 |   | 6 | |   | 4 | 2 | | 8 |   | 1 |
|   |   |   | | 1 |   |   | | 6 |   |   |

# Puzzle #92

EASY

| | 4 | 5 | 6 | 1 | 8 | 9 | | |
| | | 1 | | | | | | 8 |
| 2 | | 9 | 3 | | 4 | 1 | | |
| 7 | | | 4 | | | 8 | | 1 |
| | | 3 | 2 | 5 | | 7 | | 6 |
| 1 | 2 | 4 | | 6 | | | 5 | |
| | 1 | | | | 6 | | | 3 |
| 4 | 6 | | | | 3 | 5 | | 7 |
| | | | | 9 | 2 | | | |

# Puzzle #93

EASY

| | | 6 | | 2 | | 3 | 4 | |
| | | 5 | 8 | | 7 | | 2 | |
| | 2 | 9 | 3 | | | 5 | 7 | |
| | 1 | 3 | 6 | | 9 | 7 | 5 | |
| | 8 | 4 | 7 | | | 6 | 9 | |
| 9 | | | 5 | | 3 | | | 1 |
| | 4 | | 9 | 5 | | | 3 | 2 |
| | | | | | 1 | | 6 | |
| 6 | | 2 | 4 | | | | | |

# Puzzle #94

EASY

| | 7 | | 9 | | | | 8 | 6 |
|---|---|---|---|---|---|---|---|---|
| 6 | | | 3 | | | | 4 | 9 |
| 3 | | 9 | | | 7 | 2 | | |
| 5 | | 1 | 2 | 9 | | | | 8 |
| 8 | | 6 | 7 | 4 | | 1 | | |
| | 2 | | 5 | | 1 | | | |
| | 8 | | 4 | | | 9 | | 1 |
| | | | | 3 | | 5 | | 7 |
| 7 | | 5 | 6 | 2 | | | | 4 |

# Puzzle #95

## EASY

|   |   | 9 | 6 |   | 3 |   | 2 |   |
|---|---|---|---|---|---|---|---|---|
| 5 |   |   |   |   | 8 | 4 | 6 |   |
| 4 |   | 1 |   | 2 |   |   | 3 | 8 |
|   |   |   | 8 |   |   |   | 4 |   |
| 6 | 2 |   | 4 | 3 |   |   | 5 |   |
| 7 |   |   |   |   | 1 |   | 9 | 3 |
| 9 | 8 |   | 7 |   | 4 |   | 1 |   |
|   |   |   |   |   | 6 |   |   |   |
| 3 |   | 5 |   |   | 2 | 6 | 7 | 9 |

# Puzzle #96

EASY

| | | | | | | | | |
|---|---|---|---|---|---|---|---|---|
|   | 2 |   | 5 |   | 8 |   |   | 3 |
| 3 |   |   | 7 | 2 | 9 |   | 4 |   |
| 7 |   | 8 |   |   |   | 1 |   | 5 |
| 8 |   |   |   | 7 |   |   | 6 |   |
| 2 |   |   |   |   | 4 |   |   | 9 |
|   | 5 |   | 8 | 9 |   | 4 | 3 |   |
|   |   | 3 |   | 4 | 7 | 9 |   |   |
| 4 |   | 1 | 9 | 8 |   |   | 5 | 2 |
|   |   |   |   | 5 |   | 3 |   | 4 |

# Puzzle #97

EASY

|   |   |   |   |   |   |   |   |   |
|---|---|---|---|---|---|---|---|---|
| 3 |   | 6 |   | 7 | 1 |   |   | 9 |
|   |   | 7 |   | 5 |   |   | 8 |   |
| 1 | 2 |   |   | 3 |   |   |   | 4 |
|   | 9 |   | 1 |   | 5 |   |   |   |
|   |   |   |   | 8 | 7 | 9 | 1 | 3 |
|   |   | 2 |   |   | 3 | 6 | 5 | 7 |
|   | 7 | 1 |   | 2 | 8 |   |   |   |
|   | 5 | 9 |   | 1 | 6 | 2 |   |   |
|   |   |   |   |   |   |   | 7 | 6 |

# Puzzle #98

EASY

| | 7 | | | 1 | 9 | 6 | | 3 |
|---|---|---|---|---|---|---|---|---|
| | | 8 | | | | | | 5 |
| 6 | | 1 | 3 | 5 | 4 | | | 8 |
| 1 | 3 | | 6 | | | | 2 | |
| | 8 | | 2 | 9 | | | | |
| 7 | | | | | 8 | | | |
| | 2 | 7 | 9 | | 6 | 4 | | |
| | 6 | | | 3 | | 7 | 8 | |
| 8 | | | | 2 | 7 | 9 | 5 | |

# Puzzle #99

## EASY

| 5 |   |   | 4 | 9 | 3 |   | 7 | 2 |
|---|---|---|---|---|---|---|---|---|
|   |   | 9 |   |   | 2 |   | 6 |   |
|   | 7 |   |   |   |   | 8 | 4 |   |
| 7 |   | 6 |   | 1 | 5 |   | 9 | 4 |
|   | 5 |   |   |   |   |   | 2 |   |
| 9 |   |   | 7 |   | 4 | 6 | 5 | 8 |
|   | 4 |   | 3 | 8 |   | 9 |   |   |
|   | 3 |   |   |   | 9 |   |   |   |
|   | 9 | 7 | 5 | 2 |   | 4 |   | 6 |

# Puzzle #100

EASY

|   |   |   |   |   |   |   |   |   |
|---|---|---|---|---|---|---|---|---|
| 3 | 7 |   | 4 | 6 | 5 |   | 9 | 1 |
|   |   | 5 | 2 | 3 |   | 7 | 6 |   |
|   | 1 |   | 8 |   | 7 | 3 |   |   |
|   |   |   |   |   |   |   | 7 | 3 |
| 8 | 9 |   |   |   |   |   |   | 2 |
|   |   | 7 | 5 |   | 3 |   |   | 9 |
|   |   | 6 |   |   | 4 |   |   |   |
|   |   | 4 | 3 | 8 |   | 1 |   |   |
| 1 |   | 9 |   |   |   | 8 | 5 |   |

Puzzle #  1

| 5 | 1 | 9 | 3 | 2 | 8 | 4 | 7 | 6 |
| 8 | 3 | 4 | 6 | 5 | 7 | 9 | 2 | 1 |
| 7 | 6 | 2 | 4 | 9 | 1 | 3 | 8 | 5 |
| 9 | 8 | 6 | 5 | 3 | 4 | 2 | 1 | 7 |
| 2 | 7 | 3 | 8 | 1 | 6 | 5 | 9 | 4 |
| 4 | 5 | 1 | 9 | 7 | 2 | 8 | 6 | 3 |
| 6 | 9 | 7 | 2 | 4 | 3 | 1 | 5 | 8 |
| 3 | 2 | 8 | 1 | 6 | 5 | 7 | 4 | 9 |
| 1 | 4 | 5 | 7 | 8 | 9 | 6 | 3 | 2 |

Puzzle #  2

| 5 | 9 | 3 | 8 | 6 | 2 | 7 | 4 | 1 |
| 7 | 1 | 8 | 9 | 4 | 5 | 3 | 6 | 2 |
| 6 | 2 | 4 | 1 | 7 | 3 | 9 | 5 | 8 |
| 1 | 7 | 2 | 3 | 5 | 8 | 4 | 9 | 6 |
| 8 | 3 | 9 | 6 | 1 | 4 | 5 | 2 | 7 |
| 4 | 5 | 6 | 2 | 9 | 7 | 1 | 8 | 3 |
| 2 | 8 | 5 | 7 | 3 | 9 | 6 | 1 | 4 |
| 3 | 4 | 1 | 5 | 2 | 6 | 8 | 7 | 9 |
| 9 | 6 | 7 | 4 | 8 | 1 | 2 | 3 | 5 |

Puzzle #  3

| 6 | 7 | 4 | 8 | 3 | 9 | 5 | 2 | 1 |
| 1 | 2 | 3 | 4 | 7 | 5 | 8 | 6 | 9 |
| 8 | 5 | 9 | 1 | 2 | 6 | 3 | 7 | 4 |
| 4 | 1 | 5 | 3 | 9 | 7 | 6 | 8 | 2 |
| 3 | 8 | 7 | 2 | 6 | 1 | 4 | 9 | 5 |
| 2 | 9 | 6 | 5 | 4 | 8 | 1 | 3 | 7 |
| 5 | 6 | 2 | 9 | 8 | 4 | 7 | 1 | 3 |
| 9 | 4 | 8 | 7 | 1 | 3 | 2 | 5 | 6 |
| 7 | 3 | 1 | 6 | 5 | 2 | 9 | 4 | 8 |

Puzzle #  4

| 7 | 3 | 6 | 9 | 4 | 5 | 2 | 1 | 8 |
| 5 | 9 | 2 | 1 | 3 | 8 | 7 | 6 | 4 |
| 1 | 4 | 8 | 2 | 7 | 6 | 9 | 3 | 5 |
| 9 | 8 | 5 | 4 | 2 | 1 | 3 | 7 | 6 |
| 2 | 6 | 3 | 8 | 5 | 7 | 1 | 4 | 9 |
| 4 | 1 | 7 | 6 | 9 | 3 | 5 | 8 | 2 |
| 8 | 7 | 9 | 3 | 6 | 2 | 4 | 5 | 1 |
| 6 | 5 | 4 | 7 | 1 | 9 | 8 | 2 | 3 |
| 3 | 2 | 1 | 5 | 8 | 4 | 6 | 9 | 7 |

Puzzle #  5

| 1 | 7 | 3 | 8 | 9 | 4 | 5 | 2 | 6 |
| 2 | 6 | 5 | 3 | 7 | 1 | 8 | 4 | 9 |
| 9 | 4 | 8 | 5 | 6 | 2 | 7 | 3 | 1 |
| 4 | 1 | 2 | 9 | 3 | 8 | 6 | 7 | 5 |
| 5 | 9 | 7 | 1 | 2 | 6 | 3 | 8 | 4 |
| 3 | 8 | 6 | 7 | 4 | 5 | 1 | 9 | 2 |
| 8 | 2 | 4 | 6 | 1 | 7 | 9 | 5 | 3 |
| 6 | 5 | 9 | 4 | 8 | 3 | 2 | 1 | 7 |
| 7 | 3 | 1 | 2 | 5 | 9 | 4 | 6 | 8 |

Puzzle #  6

| 1 | 8 | 2 | 5 | 6 | 4 | 7 | 9 | 3 |
| 5 | 6 | 7 | 3 | 9 | 1 | 8 | 4 | 2 |
| 3 | 4 | 9 | 8 | 7 | 2 | 6 | 1 | 5 |
| 8 | 9 | 4 | 6 | 1 | 3 | 2 | 5 | 7 |
| 6 | 2 | 1 | 9 | 5 | 7 | 3 | 8 | 4 |
| 7 | 5 | 3 | 4 | 2 | 8 | 9 | 6 | 1 |
| 2 | 1 | 6 | 7 | 4 | 9 | 5 | 3 | 8 |
| 9 | 7 | 8 | 1 | 3 | 5 | 4 | 2 | 6 |
| 4 | 3 | 5 | 2 | 8 | 6 | 1 | 7 | 9 |

Puzzle #  7

| 8 | 1 | 3 | 6 | 5 | 2 | 4 | 7 | 9 |
| 4 | 5 | 2 | 3 | 7 | 9 | 1 | 8 | 6 |
| 9 | 7 | 6 | 1 | 8 | 4 | 2 | 5 | 3 |
| 3 | 4 | 9 | 5 | 6 | 7 | 8 | 1 | 2 |
| 5 | 6 | 7 | 8 | 2 | 1 | 3 | 9 | 4 |
| 1 | 2 | 8 | 4 | 9 | 3 | 5 | 6 | 7 |
| 7 | 8 | 4 | 9 | 3 | 5 | 6 | 2 | 1 |
| 6 | 9 | 1 | 2 | 4 | 8 | 7 | 3 | 5 |
| 2 | 3 | 5 | 7 | 1 | 6 | 9 | 4 | 8 |

Puzzle #  8

| 5 | 7 | 1 | 6 | 3 | 4 | 8 | 2 | 9 |
| 8 | 2 | 6 | 5 | 1 | 9 | 3 | 7 | 4 |
| 9 | 4 | 3 | 2 | 8 | 7 | 1 | 5 | 6 |
| 3 | 5 | 9 | 7 | 2 | 8 | 6 | 4 | 1 |
| 2 | 1 | 8 | 4 | 5 | 6 | 9 | 3 | 7 |
| 4 | 6 | 7 | 3 | 9 | 1 | 2 | 8 | 5 |
| 6 | 3 | 2 | 1 | 4 | 5 | 7 | 9 | 8 |
| 7 | 8 | 5 | 9 | 6 | 3 | 4 | 1 | 2 |
| 1 | 9 | 4 | 8 | 7 | 2 | 5 | 6 | 3 |

## Puzzle #  9

| 3 | 5 | 6 | 8 | 1 | 4 | 7 | 9 | 2 |
|---|---|---|---|---|---|---|---|---|
| 7 | 4 | 2 | 6 | 9 | 5 | 3 | 1 | 8 |
| 9 | 1 | 8 | 2 | 3 | 7 | 5 | 6 | 4 |
| 8 | 6 | 4 | 1 | 7 | 3 | 2 | 5 | 9 |
| 2 | 3 | 9 | 4 | 5 | 6 | 1 | 8 | 7 |
| 5 | 7 | 1 | 9 | 2 | 8 | 4 | 3 | 6 |
| 4 | 2 | 5 | 3 | 6 | 9 | 8 | 7 | 1 |
| 1 | 9 | 3 | 7 | 8 | 2 | 6 | 4 | 5 |
| 6 | 8 | 7 | 5 | 4 | 1 | 9 | 2 | 3 |

## Puzzle #  10

| 1 | 5 | 3 | 2 | 7 | 9 | 4 | 6 | 8 |
|---|---|---|---|---|---|---|---|---|
| 6 | 9 | 4 | 8 | 1 | 5 | 7 | 3 | 2 |
| 8 | 7 | 2 | 6 | 4 | 3 | 5 | 9 | 1 |
| 2 | 8 | 5 | 7 | 9 | 6 | 1 | 4 | 3 |
| 3 | 1 | 7 | 5 | 2 | 4 | 6 | 8 | 9 |
| 4 | 6 | 9 | 1 | 3 | 8 | 2 | 7 | 5 |
| 9 | 2 | 6 | 3 | 5 | 7 | 8 | 1 | 4 |
| 7 | 4 | 1 | 9 | 8 | 2 | 3 | 5 | 6 |
| 5 | 3 | 8 | 4 | 6 | 1 | 9 | 2 | 7 |

## Puzzle #  11

| 1 | 5 | 7 | 8 | 2 | 6 | 3 | 9 | 4 |
|---|---|---|---|---|---|---|---|---|
| 9 | 3 | 8 | 4 | 7 | 5 | 2 | 1 | 6 |
| 6 | 4 | 2 | 3 | 1 | 9 | 7 | 5 | 8 |
| 7 | 6 | 3 | 9 | 4 | 1 | 5 | 8 | 2 |
| 8 | 1 | 5 | 7 | 3 | 2 | 4 | 6 | 9 |
| 2 | 9 | 4 | 6 | 5 | 8 | 1 | 3 | 7 |
| 5 | 2 | 6 | 1 | 8 | 4 | 9 | 7 | 3 |
| 3 | 8 | 1 | 2 | 9 | 7 | 6 | 4 | 5 |
| 4 | 7 | 9 | 5 | 6 | 3 | 8 | 2 | 1 |

## Puzzle #  12

| 1 | 5 | 8 | 7 | 4 | 9 | 2 | 6 | 3 |
|---|---|---|---|---|---|---|---|---|
| 9 | 4 | 2 | 6 | 1 | 3 | 7 | 8 | 5 |
| 7 | 6 | 3 | 2 | 8 | 5 | 1 | 4 | 9 |
| 2 | 8 | 6 | 5 | 9 | 4 | 3 | 7 | 1 |
| 3 | 9 | 7 | 1 | 2 | 8 | 6 | 5 | 4 |
| 4 | 1 | 5 | 3 | 7 | 6 | 8 | 9 | 2 |
| 5 | 7 | 1 | 4 | 6 | 2 | 9 | 3 | 8 |
| 6 | 3 | 9 | 8 | 5 | 1 | 4 | 2 | 7 |
| 8 | 2 | 4 | 9 | 3 | 7 | 5 | 1 | 6 |

## Puzzle #  13

| 4 | 1 | 6 | 3 | 9 | 2 | 7 | 8 | 5 |
|---|---|---|---|---|---|---|---|---|
| 3 | 2 | 9 | 8 | 5 | 7 | 4 | 6 | 1 |
| 7 | 8 | 5 | 6 | 4 | 1 | 3 | 9 | 2 |
| 8 | 6 | 1 | 4 | 7 | 5 | 2 | 3 | 9 |
| 2 | 3 | 7 | 1 | 8 | 9 | 5 | 4 | 6 |
| 9 | 5 | 4 | 2 | 3 | 6 | 8 | 1 | 7 |
| 1 | 7 | 3 | 5 | 6 | 8 | 9 | 2 | 4 |
| 5 | 4 | 2 | 9 | 1 | 3 | 6 | 7 | 8 |
| 6 | 9 | 8 | 7 | 2 | 4 | 1 | 5 | 3 |

## Puzzle #  14

| 4 | 2 | 7 | 6 | 5 | 8 | 1 | 9 | 3 |
|---|---|---|---|---|---|---|---|---|
| 5 | 8 | 6 | 3 | 1 | 9 | 7 | 4 | 2 |
| 3 | 9 | 1 | 4 | 2 | 7 | 8 | 5 | 6 |
| 8 | 3 | 2 | 7 | 4 | 5 | 9 | 6 | 1 |
| 6 | 1 | 4 | 9 | 8 | 2 | 5 | 3 | 7 |
| 9 | 7 | 5 | 1 | 6 | 3 | 2 | 8 | 4 |
| 7 | 6 | 9 | 5 | 3 | 1 | 4 | 2 | 8 |
| 2 | 5 | 3 | 8 | 7 | 4 | 6 | 1 | 9 |
| 1 | 4 | 8 | 2 | 9 | 6 | 3 | 7 | 5 |

## Puzzle #  15

| 9 | 3 | 1 | 5 | 4 | 7 | 2 | 8 | 6 |
|---|---|---|---|---|---|---|---|---|
| 5 | 8 | 6 | 1 | 2 | 9 | 3 | 4 | 7 |
| 2 | 7 | 4 | 8 | 3 | 6 | 9 | 1 | 5 |
| 1 | 4 | 2 | 7 | 6 | 8 | 5 | 3 | 9 |
| 3 | 6 | 5 | 2 | 9 | 4 | 1 | 7 | 8 |
| 7 | 9 | 8 | 3 | 1 | 5 | 6 | 2 | 4 |
| 6 | 2 | 9 | 4 | 8 | 1 | 7 | 5 | 3 |
| 8 | 5 | 3 | 6 | 7 | 2 | 4 | 9 | 1 |
| 4 | 1 | 7 | 9 | 5 | 3 | 8 | 6 | 2 |

## Puzzle #  16

| 4 | 8 | 5 | 1 | 9 | 7 | 3 | 6 | 2 |
|---|---|---|---|---|---|---|---|---|
| 9 | 3 | 6 | 8 | 4 | 2 | 7 | 1 | 5 |
| 1 | 7 | 2 | 5 | 3 | 6 | 4 | 9 | 8 |
| 8 | 4 | 1 | 7 | 5 | 9 | 2 | 3 | 6 |
| 5 | 2 | 9 | 6 | 8 | 3 | 1 | 7 | 4 |
| 7 | 6 | 3 | 2 | 1 | 4 | 5 | 8 | 9 |
| 3 | 5 | 7 | 9 | 2 | 8 | 6 | 4 | 1 |
| 6 | 1 | 8 | 4 | 7 | 5 | 9 | 2 | 3 |
| 2 | 9 | 4 | 3 | 6 | 1 | 8 | 5 | 7 |

## Puzzle #  17

| 2 | 7 | 8 | 4 | 6 | 9 | 1 | 3 | 5 |
| 1 | 5 | 4 | 2 | 7 | 3 | 6 | 8 | 9 |
| 3 | 9 | 6 | 8 | 1 | 5 | 2 | 4 | 7 |
| 5 | 6 | 9 | 3 | 4 | 1 | 7 | 2 | 8 |
| 7 | 4 | 1 | 6 | 8 | 2 | 9 | 5 | 3 |
| 8 | 3 | 2 | 5 | 9 | 7 | 4 | 6 | 1 |
| 4 | 1 | 5 | 7 | 3 | 6 | 8 | 9 | 2 |
| 9 | 8 | 3 | 1 | 2 | 4 | 5 | 7 | 6 |
| 6 | 2 | 7 | 9 | 5 | 8 | 3 | 1 | 4 |

## Puzzle #  18

| 8 | 1 | 2 | 5 | 6 | 4 | 3 | 9 | 7 |
| 4 | 9 | 5 | 7 | 3 | 2 | 1 | 8 | 6 |
| 7 | 3 | 6 | 1 | 9 | 8 | 2 | 4 | 5 |
| 3 | 8 | 1 | 6 | 5 | 7 | 4 | 2 | 9 |
| 6 | 5 | 4 | 3 | 2 | 9 | 8 | 7 | 1 |
| 2 | 7 | 9 | 8 | 4 | 1 | 6 | 5 | 3 |
| 5 | 4 | 3 | 2 | 7 | 6 | 9 | 1 | 8 |
| 1 | 2 | 7 | 9 | 8 | 3 | 5 | 6 | 4 |
| 9 | 6 | 8 | 4 | 1 | 5 | 7 | 3 | 2 |

## Puzzle #  19

| 6 | 3 | 4 | 8 | 9 | 2 | 7 | 5 | 1 |
| 8 | 1 | 7 | 4 | 5 | 6 | 9 | 3 | 2 |
| 2 | 5 | 9 | 1 | 3 | 7 | 6 | 4 | 8 |
| 5 | 2 | 1 | 7 | 6 | 3 | 8 | 9 | 4 |
| 9 | 4 | 8 | 2 | 1 | 5 | 3 | 7 | 6 |
| 7 | 6 | 3 | 9 | 4 | 8 | 1 | 2 | 5 |
| 1 | 8 | 5 | 3 | 7 | 4 | 2 | 6 | 9 |
| 4 | 7 | 2 | 6 | 8 | 9 | 5 | 1 | 3 |
| 3 | 9 | 6 | 5 | 2 | 1 | 4 | 8 | 7 |

## Puzzle #  20

| 8 | 3 | 9 | 2 | 1 | 5 | 7 | 6 | 4 |
| 6 | 4 | 1 | 3 | 7 | 9 | 8 | 2 | 5 |
| 7 | 5 | 2 | 4 | 8 | 6 | 3 | 1 | 9 |
| 1 | 9 | 4 | 8 | 3 | 2 | 5 | 7 | 6 |
| 5 | 8 | 6 | 1 | 9 | 7 | 4 | 3 | 2 |
| 3 | 2 | 7 | 5 | 6 | 4 | 1 | 9 | 8 |
| 4 | 6 | 3 | 9 | 5 | 1 | 2 | 8 | 7 |
| 2 | 7 | 8 | 6 | 4 | 3 | 9 | 5 | 1 |
| 9 | 1 | 5 | 7 | 2 | 8 | 6 | 4 | 3 |

Puzzle #  21

| 7 | 9 | 3 | 6 | 2 | 8 | 5 | 1 | 4 |
| 5 | 8 | 6 | 9 | 1 | 4 | 3 | 7 | 2 |
| 2 | 4 | 1 | 3 | 7 | 5 | 6 | 8 | 9 |
| 6 | 2 | 8 | 5 | 4 | 7 | 9 | 3 | 1 |
| 1 | 7 | 9 | 8 | 3 | 2 | 4 | 6 | 5 |
| 4 | 3 | 5 | 1 | 6 | 9 | 7 | 2 | 8 |
| 9 | 6 | 2 | 4 | 8 | 3 | 1 | 5 | 7 |
| 8 | 1 | 4 | 7 | 5 | 6 | 2 | 9 | 3 |
| 3 | 5 | 7 | 2 | 9 | 1 | 8 | 4 | 6 |

Puzzle #  22

| 1 | 4 | 9 | 2 | 6 | 8 | 3 | 7 | 5 |
| 5 | 7 | 3 | 9 | 4 | 1 | 2 | 6 | 8 |
| 8 | 2 | 6 | 7 | 5 | 3 | 9 | 4 | 1 |
| 3 | 6 | 7 | 5 | 1 | 2 | 4 | 8 | 9 |
| 4 | 9 | 5 | 8 | 7 | 6 | 1 | 3 | 2 |
| 2 | 8 | 1 | 4 | 3 | 9 | 7 | 5 | 6 |
| 7 | 1 | 4 | 6 | 2 | 5 | 8 | 9 | 3 |
| 9 | 5 | 2 | 3 | 8 | 7 | 6 | 1 | 4 |
| 6 | 3 | 8 | 1 | 9 | 4 | 5 | 2 | 7 |

Puzzle #  23

| 8 | 2 | 1 | 3 | 5 | 9 | 7 | 6 | 4 |
| 9 | 4 | 5 | 1 | 6 | 7 | 8 | 2 | 3 |
| 7 | 6 | 3 | 4 | 2 | 8 | 9 | 1 | 5 |
| 6 | 1 | 2 | 8 | 3 | 5 | 4 | 7 | 9 |
| 3 | 8 | 9 | 2 | 7 | 4 | 6 | 5 | 1 |
| 5 | 7 | 4 | 6 | 9 | 1 | 3 | 8 | 2 |
| 1 | 3 | 6 | 7 | 4 | 2 | 5 | 9 | 8 |
| 2 | 5 | 7 | 9 | 8 | 3 | 1 | 4 | 6 |
| 4 | 9 | 8 | 5 | 1 | 6 | 2 | 3 | 7 |

Puzzle #  24

| 1 | 6 | 7 | 3 | 8 | 5 | 4 | 9 | 2 |
| 5 | 2 | 4 | 6 | 9 | 1 | 7 | 8 | 3 |
| 8 | 9 | 3 | 4 | 7 | 2 | 5 | 6 | 1 |
| 9 | 3 | 1 | 2 | 4 | 6 | 8 | 5 | 7 |
| 7 | 4 | 2 | 5 | 3 | 8 | 9 | 1 | 6 |
| 6 | 8 | 5 | 9 | 1 | 7 | 3 | 2 | 4 |
| 3 | 1 | 9 | 8 | 6 | 4 | 2 | 7 | 5 |
| 2 | 7 | 8 | 1 | 5 | 3 | 6 | 4 | 9 |
| 4 | 5 | 6 | 7 | 2 | 9 | 1 | 3 | 8 |

Puzzle #  25

| 4 | 6 | 8 | 7 | 1 | 2 | 5 | 9 | 3 |
| 5 | 7 | 2 | 4 | 3 | 9 | 8 | 6 | 1 |
| 9 | 3 | 1 | 6 | 5 | 8 | 4 | 2 | 7 |
| 6 | 4 | 3 | 2 | 9 | 1 | 7 | 8 | 5 |
| 2 | 8 | 7 | 5 | 6 | 4 | 3 | 1 | 9 |
| 1 | 9 | 5 | 3 | 8 | 7 | 2 | 4 | 6 |
| 3 | 5 | 4 | 1 | 2 | 6 | 9 | 7 | 8 |
| 7 | 1 | 9 | 8 | 4 | 5 | 6 | 3 | 2 |
| 8 | 2 | 6 | 9 | 7 | 3 | 1 | 5 | 4 |

Puzzle #  26

| 9 | 2 | 5 | 8 | 6 | 4 | 3 | 1 | 7 |
| 4 | 8 | 7 | 1 | 3 | 9 | 5 | 2 | 6 |
| 6 | 3 | 1 | 5 | 7 | 2 | 8 | 4 | 9 |
| 3 | 7 | 4 | 2 | 1 | 8 | 6 | 9 | 5 |
| 2 | 5 | 8 | 6 | 9 | 3 | 1 | 7 | 4 |
| 1 | 9 | 6 | 7 | 4 | 5 | 2 | 8 | 3 |
| 5 | 1 | 3 | 4 | 2 | 7 | 9 | 6 | 8 |
| 7 | 6 | 9 | 3 | 8 | 1 | 4 | 5 | 2 |
| 8 | 4 | 2 | 9 | 5 | 6 | 7 | 3 | 1 |

Puzzle #  27

| 5 | 9 | 1 | 7 | 3 | 4 | 2 | 6 | 8 |
| 4 | 7 | 6 | 8 | 2 | 1 | 5 | 9 | 3 |
| 3 | 8 | 2 | 9 | 5 | 6 | 4 | 7 | 1 |
| 6 | 4 | 7 | 5 | 1 | 2 | 8 | 3 | 9 |
| 2 | 5 | 8 | 6 | 9 | 3 | 7 | 1 | 4 |
| 1 | 3 | 9 | 4 | 8 | 7 | 6 | 2 | 5 |
| 8 | 1 | 3 | 2 | 6 | 5 | 9 | 4 | 7 |
| 9 | 6 | 4 | 3 | 7 | 8 | 1 | 5 | 2 |
| 7 | 2 | 5 | 1 | 4 | 9 | 3 | 8 | 6 |

Puzzle #  28

| 2 | 8 | 5 | 7 | 6 | 3 | 4 | 9 | 1 |
| 1 | 6 | 9 | 2 | 8 | 4 | 5 | 7 | 3 |
| 7 | 4 | 3 | 5 | 1 | 9 | 6 | 2 | 8 |
| 6 | 2 | 7 | 9 | 4 | 1 | 3 | 8 | 5 |
| 4 | 9 | 8 | 3 | 5 | 2 | 1 | 6 | 7 |
| 3 | 5 | 1 | 6 | 7 | 8 | 9 | 4 | 2 |
| 9 | 1 | 2 | 4 | 3 | 7 | 8 | 5 | 6 |
| 8 | 7 | 6 | 1 | 9 | 5 | 2 | 3 | 4 |
| 5 | 3 | 4 | 8 | 2 | 6 | 7 | 1 | 9 |

Puzzle #  29

| 1 | 4 | 2 | 3 | 7 | 6 | 9 | 8 | 5 |
| 6 | 9 | 7 | 8 | 5 | 2 | 1 | 4 | 3 |
| 8 | 3 | 5 | 4 | 1 | 9 | 6 | 2 | 7 |
| 2 | 6 | 8 | 9 | 3 | 4 | 5 | 7 | 1 |
| 3 | 5 | 4 | 7 | 8 | 1 | 2 | 6 | 9 |
| 9 | 7 | 1 | 6 | 2 | 5 | 4 | 3 | 8 |
| 5 | 1 | 3 | 2 | 6 | 7 | 8 | 9 | 4 |
| 7 | 2 | 9 | 1 | 4 | 8 | 3 | 5 | 6 |
| 4 | 8 | 6 | 5 | 9 | 3 | 7 | 1 | 2 |

Puzzle #  30

| 6 | 3 | 4 | 1 | 2 | 7 | 9 | 5 | 8 |
| 9 | 2 | 8 | 6 | 4 | 5 | 7 | 3 | 1 |
| 5 | 7 | 1 | 8 | 3 | 9 | 6 | 2 | 4 |
| 1 | 6 | 5 | 2 | 7 | 4 | 3 | 8 | 9 |
| 3 | 8 | 9 | 5 | 1 | 6 | 4 | 7 | 2 |
| 2 | 4 | 7 | 3 | 9 | 8 | 5 | 1 | 6 |
| 4 | 9 | 2 | 7 | 5 | 1 | 8 | 6 | 3 |
| 7 | 1 | 6 | 4 | 8 | 3 | 2 | 9 | 5 |
| 8 | 5 | 3 | 9 | 6 | 2 | 1 | 4 | 7 |

Puzzle #  31

| 2 | 1 | 7 | 8 | 9 | 6 | 5 | 4 | 3 |
| 5 | 9 | 8 | 3 | 2 | 4 | 1 | 6 | 7 |
| 3 | 4 | 6 | 1 | 5 | 7 | 8 | 9 | 2 |
| 1 | 2 | 9 | 4 | 7 | 5 | 6 | 3 | 8 |
| 8 | 6 | 3 | 9 | 1 | 2 | 7 | 5 | 4 |
| 7 | 5 | 4 | 6 | 3 | 8 | 9 | 2 | 1 |
| 6 | 8 | 5 | 7 | 4 | 3 | 2 | 1 | 9 |
| 9 | 3 | 2 | 5 | 8 | 1 | 4 | 7 | 6 |
| 4 | 7 | 1 | 2 | 6 | 9 | 3 | 8 | 5 |

Puzzle #  32

| 7 | 3 | 6 | 8 | 1 | 9 | 5 | 2 | 4 |
| 5 | 1 | 9 | 4 | 6 | 2 | 7 | 3 | 8 |
| 8 | 4 | 2 | 5 | 7 | 3 | 1 | 6 | 9 |
| 1 | 6 | 5 | 7 | 9 | 8 | 3 | 4 | 2 |
| 9 | 2 | 7 | 3 | 4 | 6 | 8 | 5 | 1 |
| 4 | 8 | 3 | 2 | 5 | 1 | 9 | 7 | 6 |
| 2 | 9 | 1 | 6 | 3 | 7 | 4 | 8 | 5 |
| 6 | 7 | 4 | 1 | 8 | 5 | 2 | 9 | 3 |
| 3 | 5 | 8 | 9 | 2 | 4 | 6 | 1 | 7 |

Puzzle #  33

| 8 | 2 | 3 | 5 | 1 | 7 | 9 | 6 | 4 |
| 5 | 6 | 9 | 3 | 2 | 4 | 1 | 8 | 7 |
| 7 | 1 | 4 | 8 | 6 | 9 | 5 | 3 | 2 |
| 2 | 3 | 8 | 9 | 7 | 1 | 4 | 5 | 6 |
| 9 | 7 | 6 | 4 | 8 | 5 | 3 | 2 | 1 |
| 4 | 5 | 1 | 6 | 3 | 2 | 7 | 9 | 8 |
| 3 | 9 | 2 | 1 | 4 | 8 | 6 | 7 | 5 |
| 1 | 8 | 5 | 7 | 9 | 6 | 2 | 4 | 3 |
| 6 | 4 | 7 | 2 | 5 | 3 | 8 | 1 | 9 |

Puzzle #  34

| 8 | 4 | 3 | 5 | 9 | 7 | 1 | 2 | 6 |
| 5 | 7 | 9 | 6 | 1 | 2 | 3 | 4 | 8 |
| 6 | 1 | 2 | 8 | 4 | 3 | 7 | 5 | 9 |
| 1 | 8 | 7 | 2 | 6 | 4 | 5 | 9 | 3 |
| 4 | 3 | 6 | 1 | 5 | 9 | 2 | 8 | 7 |
| 2 | 9 | 5 | 7 | 3 | 8 | 4 | 6 | 1 |
| 3 | 6 | 1 | 4 | 8 | 5 | 9 | 7 | 2 |
| 9 | 2 | 4 | 3 | 7 | 6 | 8 | 1 | 5 |
| 7 | 5 | 8 | 9 | 2 | 1 | 6 | 3 | 4 |

Puzzle #  35

| 7 | 4 | 9 | 6 | 5 | 2 | 3 | 8 | 1 |
| 5 | 6 | 2 | 1 | 3 | 8 | 4 | 9 | 7 |
| 3 | 8 | 1 | 7 | 9 | 4 | 5 | 6 | 2 |
| 2 | 5 | 7 | 9 | 6 | 1 | 8 | 3 | 4 |
| 6 | 3 | 4 | 8 | 2 | 5 | 7 | 1 | 9 |
| 1 | 9 | 8 | 4 | 7 | 3 | 2 | 5 | 6 |
| 8 | 2 | 6 | 3 | 1 | 7 | 9 | 4 | 5 |
| 9 | 7 | 3 | 5 | 4 | 6 | 1 | 2 | 8 |
| 4 | 1 | 5 | 2 | 8 | 9 | 6 | 7 | 3 |

Puzzle #  36

| 9 | 2 | 7 | 1 | 6 | 4 | 8 | 5 | 3 |
| 4 | 5 | 3 | 9 | 2 | 8 | 6 | 7 | 1 |
| 8 | 1 | 6 | 3 | 7 | 5 | 4 | 9 | 2 |
| 1 | 4 | 2 | 7 | 5 | 6 | 3 | 8 | 9 |
| 3 | 7 | 8 | 2 | 9 | 1 | 5 | 6 | 4 |
| 6 | 9 | 5 | 8 | 4 | 3 | 1 | 2 | 7 |
| 5 | 6 | 9 | 4 | 1 | 2 | 7 | 3 | 8 |
| 7 | 8 | 4 | 6 | 3 | 9 | 2 | 1 | 5 |
| 2 | 3 | 1 | 5 | 8 | 7 | 9 | 4 | 6 |

## Puzzle #  37

| 1 | 6 | 2 | 9 | 7 | 8 | 3 | 5 | 4 |
| 4 | 8 | 3 | 2 | 6 | 5 | 1 | 7 | 9 |
| 7 | 9 | 5 | 3 | 1 | 4 | 6 | 2 | 8 |
| 9 | 3 | 1 | 6 | 5 | 2 | 8 | 4 | 7 |
| 6 | 5 | 4 | 8 | 9 | 7 | 2 | 3 | 1 |
| 8 | 2 | 7 | 4 | 3 | 1 | 9 | 6 | 5 |
| 5 | 1 | 6 | 7 | 8 | 3 | 4 | 9 | 2 |
| 2 | 7 | 9 | 1 | 4 | 6 | 5 | 8 | 3 |
| 3 | 4 | 8 | 5 | 2 | 9 | 7 | 1 | 6 |

## Puzzle #  38

| 5 | 7 | 3 | 8 | 4 | 1 | 6 | 2 | 9 |
| 8 | 4 | 2 | 6 | 7 | 9 | 5 | 3 | 1 |
| 9 | 1 | 6 | 2 | 3 | 5 | 4 | 7 | 8 |
| 3 | 6 | 8 | 1 | 5 | 7 | 2 | 9 | 4 |
| 2 | 9 | 7 | 3 | 8 | 4 | 1 | 6 | 5 |
| 1 | 5 | 4 | 9 | 6 | 2 | 7 | 8 | 3 |
| 4 | 8 | 9 | 5 | 2 | 6 | 3 | 1 | 7 |
| 6 | 3 | 5 | 7 | 1 | 8 | 9 | 4 | 2 |
| 7 | 2 | 1 | 4 | 9 | 3 | 8 | 5 | 6 |

## Puzzle #  39

| 7 | 9 | 2 | 4 | 8 | 6 | 5 | 3 | 1 |
| 1 | 5 | 3 | 7 | 9 | 2 | 4 | 6 | 8 |
| 8 | 4 | 6 | 3 | 1 | 5 | 2 | 9 | 7 |
| 5 | 6 | 1 | 8 | 7 | 4 | 9 | 2 | 3 |
| 2 | 3 | 7 | 5 | 6 | 9 | 8 | 1 | 4 |
| 9 | 8 | 4 | 2 | 3 | 1 | 7 | 5 | 6 |
| 3 | 1 | 8 | 9 | 5 | 7 | 6 | 4 | 2 |
| 6 | 2 | 9 | 1 | 4 | 8 | 3 | 7 | 5 |
| 4 | 7 | 5 | 6 | 2 | 3 | 1 | 8 | 9 |

## Puzzle #  40

| 5 | 6 | 7 | 4 | 3 | 1 | 2 | 8 | 9 |
| 4 | 3 | 8 | 5 | 2 | 9 | 7 | 1 | 6 |
| 2 | 9 | 1 | 6 | 7 | 8 | 4 | 3 | 5 |
| 8 | 5 | 2 | 9 | 4 | 3 | 1 | 6 | 7 |
| 9 | 1 | 3 | 7 | 8 | 6 | 5 | 2 | 4 |
| 7 | 4 | 6 | 1 | 5 | 2 | 3 | 9 | 8 |
| 3 | 2 | 4 | 8 | 9 | 7 | 6 | 5 | 1 |
| 6 | 8 | 5 | 2 | 1 | 4 | 9 | 7 | 3 |
| 1 | 7 | 9 | 3 | 6 | 5 | 8 | 4 | 2 |

Puzzle #  41

| 8 | 1 | 5 | 6 | 3 | 7 | 2 | 9 | 4 |
| 7 | 3 | 2 | 9 | 8 | 4 | 1 | 5 | 6 |
| 4 | 6 | 9 | 5 | 2 | 1 | 8 | 3 | 7 |
| 1 | 5 | 7 | 8 | 6 | 3 | 4 | 2 | 9 |
| 3 | 9 | 6 | 1 | 4 | 2 | 7 | 8 | 5 |
| 2 | 4 | 8 | 7 | 5 | 9 | 6 | 1 | 3 |
| 5 | 7 | 1 | 4 | 9 | 8 | 3 | 6 | 2 |
| 9 | 8 | 3 | 2 | 7 | 6 | 5 | 4 | 1 |
| 6 | 2 | 4 | 3 | 1 | 5 | 9 | 7 | 8 |

Puzzle #  42

| 4 | 9 | 2 | 8 | 7 | 3 | 6 | 5 | 1 |
| 5 | 8 | 7 | 2 | 6 | 1 | 4 | 3 | 9 |
| 3 | 6 | 1 | 4 | 9 | 5 | 8 | 7 | 2 |
| 9 | 2 | 8 | 1 | 4 | 7 | 5 | 6 | 3 |
| 6 | 3 | 4 | 9 | 5 | 2 | 1 | 8 | 7 |
| 7 | 1 | 5 | 3 | 8 | 6 | 2 | 9 | 4 |
| 2 | 7 | 6 | 5 | 1 | 9 | 3 | 4 | 8 |
| 1 | 4 | 9 | 6 | 3 | 8 | 7 | 2 | 5 |
| 8 | 5 | 3 | 7 | 2 | 4 | 9 | 1 | 6 |

Puzzle #  43

| 4 | 1 | 8 | 3 | 6 | 2 | 5 | 9 | 7 |
| 9 | 6 | 2 | 4 | 7 | 5 | 1 | 8 | 3 |
| 5 | 3 | 7 | 1 | 8 | 9 | 6 | 4 | 2 |
| 3 | 5 | 6 | 8 | 9 | 1 | 2 | 7 | 4 |
| 2 | 7 | 1 | 5 | 3 | 4 | 9 | 6 | 8 |
| 8 | 4 | 9 | 6 | 2 | 7 | 3 | 1 | 5 |
| 6 | 9 | 3 | 7 | 5 | 8 | 4 | 2 | 1 |
| 7 | 2 | 4 | 9 | 1 | 3 | 8 | 5 | 6 |
| 1 | 8 | 5 | 2 | 4 | 6 | 7 | 3 | 9 |

Puzzle #  44

| 3 | 5 | 1 | 6 | 2 | 9 | 7 | 4 | 8 |
| 7 | 6 | 8 | 5 | 1 | 4 | 9 | 2 | 3 |
| 9 | 4 | 2 | 3 | 8 | 7 | 6 | 5 | 1 |
| 1 | 3 | 5 | 4 | 6 | 8 | 2 | 7 | 9 |
| 6 | 2 | 7 | 1 | 9 | 5 | 8 | 3 | 4 |
| 4 | 8 | 9 | 2 | 7 | 3 | 5 | 1 | 6 |
| 2 | 9 | 4 | 7 | 3 | 6 | 1 | 8 | 5 |
| 5 | 7 | 6 | 8 | 4 | 1 | 3 | 9 | 2 |
| 8 | 1 | 3 | 9 | 5 | 2 | 4 | 6 | 7 |

## Puzzle #  45

| 5 | 3 | 4 | 7 | 6 | 2 | 1 | 9 | 8 |
| 9 | 2 | 1 | 3 | 8 | 5 | 6 | 4 | 7 |
| 6 | 7 | 8 | 4 | 9 | 1 | 2 | 3 | 5 |
| 3 | 1 | 2 | 5 | 7 | 9 | 8 | 6 | 4 |
| 7 | 8 | 6 | 1 | 4 | 3 | 5 | 2 | 9 |
| 4 | 5 | 9 | 6 | 2 | 8 | 7 | 1 | 3 |
| 2 | 6 | 5 | 9 | 3 | 7 | 4 | 8 | 1 |
| 8 | 9 | 7 | 2 | 1 | 4 | 3 | 5 | 6 |
| 1 | 4 | 3 | 8 | 5 | 6 | 9 | 7 | 2 |

## Puzzle #  46

| 3 | 1 | 7 | 9 | 8 | 2 | 5 | 4 | 6 |
| 5 | 2 | 9 | 4 | 7 | 6 | 1 | 3 | 8 |
| 6 | 8 | 4 | 3 | 5 | 1 | 7 | 9 | 2 |
| 8 | 6 | 3 | 5 | 1 | 7 | 4 | 2 | 9 |
| 4 | 5 | 1 | 6 | 2 | 9 | 8 | 7 | 3 |
| 7 | 9 | 2 | 8 | 4 | 3 | 6 | 1 | 5 |
| 2 | 4 | 6 | 1 | 9 | 8 | 3 | 5 | 7 |
| 9 | 3 | 5 | 7 | 6 | 4 | 2 | 8 | 1 |
| 1 | 7 | 8 | 2 | 3 | 5 | 9 | 6 | 4 |

## Puzzle #  47

| 8 | 7 | 4 | 5 | 1 | 2 | 6 | 3 | 9 |
| 1 | 9 | 6 | 4 | 8 | 3 | 7 | 2 | 5 |
| 2 | 3 | 5 | 6 | 9 | 7 | 4 | 1 | 8 |
| 9 | 2 | 1 | 8 | 3 | 4 | 5 | 6 | 7 |
| 4 | 5 | 3 | 7 | 6 | 1 | 8 | 9 | 2 |
| 7 | 6 | 8 | 9 | 2 | 5 | 3 | 4 | 1 |
| 6 | 8 | 2 | 3 | 5 | 9 | 1 | 7 | 4 |
| 5 | 1 | 7 | 2 | 4 | 6 | 9 | 8 | 3 |
| 3 | 4 | 9 | 1 | 7 | 8 | 2 | 5 | 6 |

## Puzzle #  48

| 9 | 7 | 8 | 6 | 2 | 3 | 1 | 4 | 5 |
| 5 | 2 | 6 | 4 | 7 | 1 | 3 | 9 | 8 |
| 1 | 4 | 3 | 5 | 9 | 8 | 2 | 6 | 7 |
| 8 | 1 | 4 | 9 | 3 | 6 | 5 | 7 | 2 |
| 2 | 6 | 9 | 7 | 1 | 5 | 8 | 3 | 4 |
| 7 | 3 | 5 | 2 | 8 | 4 | 6 | 1 | 9 |
| 3 | 9 | 7 | 8 | 6 | 2 | 4 | 5 | 1 |
| 6 | 5 | 2 | 1 | 4 | 9 | 7 | 8 | 3 |
| 4 | 8 | 1 | 3 | 5 | 7 | 9 | 2 | 6 |

## Puzzle #  49

| 9 | 1 | 5 | 7 | 2 | 3 | 4 | 6 | 8 |
|---|---|---|---|---|---|---|---|---|
| 3 | 6 | 7 | 9 | 8 | 4 | 5 | 2 | 1 |
| 8 | 4 | 2 | 6 | 1 | 5 | 7 | 9 | 3 |
| 6 | 9 | 1 | 3 | 7 | 2 | 8 | 5 | 4 |
| 2 | 3 | 8 | 4 | 5 | 6 | 9 | 1 | 7 |
| 5 | 7 | 4 | 8 | 9 | 1 | 6 | 3 | 2 |
| 7 | 8 | 6 | 2 | 3 | 9 | 1 | 4 | 5 |
| 1 | 2 | 9 | 5 | 4 | 7 | 3 | 8 | 6 |
| 4 | 5 | 3 | 1 | 6 | 8 | 2 | 7 | 9 |

## Puzzle #  50

| 5 | 8 | 7 | 6 | 3 | 2 | 1 | 4 | 9 |
|---|---|---|---|---|---|---|---|---|
| 2 | 6 | 1 | 9 | 4 | 7 | 3 | 5 | 8 |
| 3 | 4 | 9 | 8 | 1 | 5 | 2 | 7 | 6 |
| 1 | 9 | 5 | 7 | 6 | 3 | 4 | 8 | 2 |
| 4 | 2 | 8 | 1 | 5 | 9 | 6 | 3 | 7 |
| 6 | 7 | 3 | 2 | 8 | 4 | 9 | 1 | 5 |
| 9 | 3 | 4 | 5 | 2 | 8 | 7 | 6 | 1 |
| 8 | 1 | 2 | 3 | 7 | 6 | 5 | 9 | 4 |
| 7 | 5 | 6 | 4 | 9 | 1 | 8 | 2 | 3 |

## Puzzle #  51

| 5 | 4 | 9 | 1 | 7 | 2 | 6 | 3 | 8 |
|---|---|---|---|---|---|---|---|---|
| 6 | 3 | 2 | 4 | 8 | 9 | 7 | 1 | 5 |
| 1 | 7 | 8 | 6 | 3 | 5 | 2 | 4 | 9 |
| 8 | 5 | 6 | 9 | 1 | 7 | 4 | 2 | 3 |
| 7 | 9 | 3 | 2 | 4 | 6 | 8 | 5 | 1 |
| 2 | 1 | 4 | 3 | 5 | 8 | 9 | 7 | 6 |
| 9 | 2 | 7 | 5 | 6 | 3 | 1 | 8 | 4 |
| 3 | 8 | 1 | 7 | 9 | 4 | 5 | 6 | 2 |
| 4 | 6 | 5 | 8 | 2 | 1 | 3 | 9 | 7 |

## Puzzle #  52

| 6 | 9 | 3 | 7 | 1 | 2 | 8 | 4 | 5 |
|---|---|---|---|---|---|---|---|---|
| 7 | 1 | 4 | 5 | 3 | 8 | 2 | 9 | 6 |
| 5 | 8 | 2 | 6 | 9 | 4 | 1 | 7 | 3 |
| 9 | 4 | 5 | 3 | 6 | 1 | 7 | 2 | 8 |
| 3 | 2 | 6 | 8 | 4 | 7 | 5 | 1 | 9 |
| 8 | 7 | 1 | 9 | 2 | 5 | 6 | 3 | 4 |
| 2 | 5 | 7 | 4 | 8 | 3 | 9 | 6 | 1 |
| 4 | 6 | 8 | 1 | 7 | 9 | 3 | 5 | 2 |
| 1 | 3 | 9 | 2 | 5 | 6 | 4 | 8 | 7 |

## Puzzle #  53

| 4 | 8 | 6 | 1 | 5 | 2 | 9 | 3 | 7 |
| 1 | 9 | 5 | 3 | 7 | 8 | 6 | 4 | 2 |
| 3 | 7 | 2 | 9 | 4 | 6 | 8 | 1 | 5 |
| 5 | 6 | 4 | 8 | 2 | 3 | 1 | 7 | 9 |
| 7 | 3 | 8 | 5 | 9 | 1 | 2 | 6 | 4 |
| 9 | 2 | 1 | 4 | 6 | 7 | 5 | 8 | 3 |
| 2 | 5 | 3 | 6 | 1 | 4 | 7 | 9 | 8 |
| 8 | 1 | 7 | 2 | 3 | 9 | 4 | 5 | 6 |
| 6 | 4 | 9 | 7 | 8 | 5 | 3 | 2 | 1 |

## Puzzle #  54

| 2 | 7 | 4 | 9 | 3 | 1 | 5 | 6 | 8 |
| 9 | 3 | 8 | 5 | 6 | 7 | 4 | 2 | 1 |
| 1 | 6 | 5 | 4 | 8 | 2 | 9 | 3 | 7 |
| 4 | 5 | 3 | 1 | 2 | 9 | 7 | 8 | 6 |
| 6 | 8 | 2 | 3 | 7 | 4 | 1 | 9 | 5 |
| 7 | 1 | 9 | 6 | 5 | 8 | 2 | 4 | 3 |
| 5 | 4 | 7 | 8 | 9 | 6 | 3 | 1 | 2 |
| 3 | 9 | 6 | 2 | 1 | 5 | 8 | 7 | 4 |
| 8 | 2 | 1 | 7 | 4 | 3 | 6 | 5 | 9 |

## Puzzle #  55

| 2 | 3 | 7 | 5 | 6 | 4 | 8 | 9 | 1 |
| 4 | 6 | 1 | 2 | 9 | 8 | 3 | 5 | 7 |
| 5 | 8 | 9 | 7 | 3 | 1 | 6 | 4 | 2 |
| 3 | 7 | 4 | 1 | 2 | 6 | 5 | 8 | 9 |
| 9 | 1 | 2 | 8 | 5 | 3 | 7 | 6 | 4 |
| 6 | 5 | 8 | 4 | 7 | 9 | 1 | 2 | 3 |
| 1 | 2 | 3 | 6 | 4 | 5 | 9 | 7 | 8 |
| 7 | 9 | 6 | 3 | 8 | 2 | 4 | 1 | 5 |
| 8 | 4 | 5 | 9 | 1 | 7 | 2 | 3 | 6 |

## Puzzle #  56

| 4 | 1 | 6 | 3 | 7 | 9 | 2 | 8 | 5 |
| 9 | 8 | 3 | 5 | 6 | 2 | 7 | 1 | 4 |
| 5 | 2 | 7 | 8 | 1 | 4 | 6 | 9 | 3 |
| 8 | 3 | 4 | 2 | 9 | 1 | 5 | 7 | 6 |
| 1 | 7 | 5 | 6 | 8 | 3 | 4 | 2 | 9 |
| 2 | 6 | 9 | 4 | 5 | 7 | 1 | 3 | 8 |
| 7 | 5 | 1 | 9 | 4 | 8 | 3 | 6 | 2 |
| 3 | 4 | 8 | 7 | 2 | 6 | 9 | 5 | 1 |
| 6 | 9 | 2 | 1 | 3 | 5 | 8 | 4 | 7 |

Puzzle #  57

| 8 | 1 | 6 | 3 | 4 | 7 | 9 | 2 | 5 |
| 7 | 4 | 5 | 1 | 2 | 9 | 8 | 6 | 3 |
| 3 | 9 | 2 | 8 | 5 | 6 | 4 | 7 | 1 |
| 6 | 2 | 1 | 9 | 3 | 4 | 7 | 5 | 8 |
| 5 | 8 | 4 | 6 | 7 | 2 | 1 | 3 | 9 |
| 9 | 7 | 3 | 5 | 1 | 8 | 2 | 4 | 6 |
| 2 | 3 | 8 | 7 | 9 | 5 | 6 | 1 | 4 |
| 1 | 6 | 7 | 4 | 8 | 3 | 5 | 9 | 2 |
| 4 | 5 | 9 | 2 | 6 | 1 | 3 | 8 | 7 |

Puzzle #  58

| 2 | 8 | 9 | 5 | 7 | 1 | 6 | 4 | 3 |
| 5 | 1 | 7 | 3 | 6 | 4 | 9 | 8 | 2 |
| 6 | 4 | 3 | 2 | 9 | 8 | 5 | 1 | 7 |
| 7 | 5 | 4 | 1 | 2 | 3 | 8 | 6 | 9 |
| 3 | 9 | 6 | 4 | 8 | 7 | 1 | 2 | 5 |
| 8 | 2 | 1 | 6 | 5 | 9 | 3 | 7 | 4 |
| 1 | 6 | 5 | 7 | 3 | 2 | 4 | 9 | 8 |
| 9 | 3 | 2 | 8 | 4 | 6 | 7 | 5 | 1 |
| 4 | 7 | 8 | 9 | 1 | 5 | 2 | 3 | 6 |

Puzzle #  59

| 5 | 8 | 4 | 6 | 1 | 2 | 3 | 9 | 7 |
| 7 | 2 | 3 | 4 | 8 | 9 | 5 | 6 | 1 |
| 1 | 6 | 9 | 7 | 5 | 3 | 2 | 4 | 8 |
| 9 | 7 | 8 | 1 | 3 | 5 | 4 | 2 | 6 |
| 6 | 5 | 2 | 8 | 4 | 7 | 9 | 1 | 3 |
| 4 | 3 | 1 | 9 | 2 | 6 | 8 | 7 | 5 |
| 2 | 4 | 6 | 5 | 7 | 8 | 1 | 3 | 9 |
| 8 | 1 | 7 | 3 | 9 | 4 | 6 | 5 | 2 |
| 3 | 9 | 5 | 2 | 6 | 1 | 7 | 8 | 4 |

Puzzle #  60

| 2 | 1 | 3 | 4 | 5 | 6 | 8 | 9 | 7 |
| 5 | 4 | 6 | 9 | 8 | 7 | 2 | 1 | 3 |
| 7 | 9 | 8 | 3 | 2 | 1 | 4 | 5 | 6 |
| 3 | 8 | 2 | 7 | 1 | 5 | 6 | 4 | 9 |
| 9 | 5 | 4 | 6 | 3 | 2 | 1 | 7 | 8 |
| 1 | 6 | 7 | 8 | 9 | 4 | 5 | 3 | 2 |
| 8 | 2 | 9 | 1 | 4 | 3 | 7 | 6 | 5 |
| 4 | 7 | 5 | 2 | 6 | 9 | 3 | 8 | 1 |
| 6 | 3 | 1 | 5 | 7 | 8 | 9 | 2 | 4 |

Puzzle #  61

| 3 | 2 | 7 | 1 | 4 | 6 | 9 | 5 | 8 |
| 6 | 4 | 1 | 9 | 8 | 5 | 3 | 7 | 2 |
| 8 | 5 | 9 | 3 | 7 | 2 | 6 | 4 | 1 |
| 9 | 7 | 2 | 8 | 5 | 1 | 4 | 3 | 6 |
| 4 | 3 | 8 | 6 | 2 | 7 | 1 | 9 | 5 |
| 1 | 6 | 5 | 4 | 3 | 9 | 2 | 8 | 7 |
| 2 | 8 | 6 | 7 | 9 | 3 | 5 | 1 | 4 |
| 7 | 1 | 3 | 5 | 6 | 4 | 8 | 2 | 9 |
| 5 | 9 | 4 | 2 | 1 | 8 | 7 | 6 | 3 |

Puzzle #  62

| 1 | 9 | 5 | 2 | 7 | 6 | 3 | 4 | 8 |
| 2 | 8 | 7 | 5 | 4 | 3 | 9 | 1 | 6 |
| 3 | 4 | 6 | 1 | 9 | 8 | 2 | 7 | 5 |
| 6 | 1 | 9 | 8 | 3 | 4 | 7 | 5 | 2 |
| 8 | 3 | 2 | 9 | 5 | 7 | 1 | 6 | 4 |
| 7 | 5 | 4 | 6 | 1 | 2 | 8 | 9 | 3 |
| 4 | 2 | 8 | 7 | 6 | 1 | 5 | 3 | 9 |
| 5 | 6 | 1 | 3 | 8 | 9 | 4 | 2 | 7 |
| 9 | 7 | 3 | 4 | 2 | 5 | 6 | 8 | 1 |

Puzzle #  63

| 9 | 3 | 7 | 6 | 2 | 1 | 8 | 4 | 5 |
| 2 | 4 | 8 | 7 | 3 | 5 | 9 | 6 | 1 |
| 6 | 1 | 5 | 4 | 8 | 9 | 7 | 2 | 3 |
| 8 | 7 | 9 | 3 | 5 | 2 | 4 | 1 | 6 |
| 4 | 5 | 1 | 8 | 6 | 7 | 3 | 9 | 2 |
| 3 | 6 | 2 | 9 | 1 | 4 | 5 | 7 | 8 |
| 1 | 8 | 4 | 2 | 9 | 3 | 6 | 5 | 7 |
| 7 | 2 | 3 | 5 | 4 | 6 | 1 | 8 | 9 |
| 5 | 9 | 6 | 1 | 7 | 8 | 2 | 3 | 4 |

Puzzle #  64

| 8 | 3 | 5 | 7 | 9 | 1 | 6 | 4 | 2 |
| 7 | 9 | 6 | 4 | 8 | 2 | 5 | 1 | 3 |
| 1 | 2 | 4 | 3 | 5 | 6 | 8 | 7 | 9 |
| 3 | 7 | 1 | 5 | 6 | 8 | 9 | 2 | 4 |
| 5 | 4 | 2 | 1 | 3 | 9 | 7 | 6 | 8 |
| 6 | 8 | 9 | 2 | 7 | 4 | 1 | 3 | 5 |
| 9 | 1 | 3 | 6 | 4 | 5 | 2 | 8 | 7 |
| 4 | 6 | 8 | 9 | 2 | 7 | 3 | 5 | 1 |
| 2 | 5 | 7 | 8 | 1 | 3 | 4 | 9 | 6 |

Puzzle #  65

| 8 | 7 | 9 | 1 | 4 | 3 | 2 | 6 | 5 |
| 3 | 5 | 2 | 9 | 6 | 8 | 1 | 7 | 4 |
| 6 | 1 | 4 | 2 | 5 | 7 | 8 | 3 | 9 |
| 5 | 8 | 3 | 4 | 9 | 2 | 7 | 1 | 6 |
| 1 | 4 | 7 | 6 | 8 | 5 | 3 | 9 | 2 |
| 9 | 2 | 6 | 7 | 3 | 1 | 4 | 5 | 8 |
| 4 | 3 | 5 | 8 | 1 | 6 | 9 | 2 | 7 |
| 2 | 9 | 1 | 5 | 7 | 4 | 6 | 8 | 3 |
| 7 | 6 | 8 | 3 | 2 | 9 | 5 | 4 | 1 |

Puzzle #  66

| 6 | 9 | 8 | 4 | 1 | 3 | 2 | 7 | 5 |
| 4 | 3 | 7 | 5 | 9 | 2 | 8 | 6 | 1 |
| 1 | 2 | 5 | 8 | 6 | 7 | 9 | 4 | 3 |
| 8 | 1 | 4 | 7 | 5 | 9 | 6 | 3 | 2 |
| 5 | 7 | 9 | 3 | 2 | 6 | 1 | 8 | 4 |
| 2 | 6 | 3 | 1 | 4 | 8 | 5 | 9 | 7 |
| 9 | 4 | 6 | 2 | 7 | 5 | 3 | 1 | 8 |
| 3 | 5 | 1 | 6 | 8 | 4 | 7 | 2 | 9 |
| 7 | 8 | 2 | 9 | 3 | 1 | 4 | 5 | 6 |

Puzzle #  67

| 4 | 2 | 5 | 7 | 3 | 9 | 6 | 8 | 1 |
| 8 | 1 | 9 | 5 | 2 | 6 | 3 | 7 | 4 |
| 7 | 3 | 6 | 4 | 1 | 8 | 5 | 9 | 2 |
| 5 | 9 | 4 | 1 | 8 | 3 | 2 | 6 | 7 |
| 6 | 8 | 3 | 2 | 7 | 5 | 1 | 4 | 9 |
| 1 | 7 | 2 | 6 | 9 | 4 | 8 | 3 | 5 |
| 9 | 6 | 7 | 8 | 5 | 2 | 4 | 1 | 3 |
| 3 | 5 | 8 | 9 | 4 | 1 | 7 | 2 | 6 |
| 2 | 4 | 1 | 3 | 6 | 7 | 9 | 5 | 8 |

Puzzle #  68

| 6 | 5 | 1 | 9 | 8 | 3 | 4 | 2 | 7 |
| 2 | 3 | 8 | 1 | 4 | 7 | 9 | 5 | 6 |
| 4 | 7 | 9 | 2 | 6 | 5 | 8 | 1 | 3 |
| 3 | 2 | 7 | 4 | 1 | 8 | 6 | 9 | 5 |
| 8 | 1 | 6 | 5 | 2 | 9 | 3 | 7 | 4 |
| 9 | 4 | 5 | 7 | 3 | 6 | 1 | 8 | 2 |
| 1 | 8 | 4 | 3 | 5 | 2 | 7 | 6 | 9 |
| 5 | 9 | 3 | 6 | 7 | 1 | 2 | 4 | 8 |
| 7 | 6 | 2 | 8 | 9 | 4 | 5 | 3 | 1 |

## Puzzle #  69

| 4 | 9 | 5 | 7 | 3 | 6 | 1 | 2 | 8 |
| 7 | 6 | 1 | 8 | 2 | 9 | 4 | 5 | 3 |
| 2 | 3 | 8 | 1 | 4 | 5 | 9 | 6 | 7 |
| 8 | 7 | 4 | 5 | 9 | 2 | 6 | 3 | 1 |
| 9 | 2 | 3 | 6 | 7 | 1 | 5 | 8 | 4 |
| 5 | 1 | 6 | 4 | 8 | 3 | 2 | 7 | 9 |
| 1 | 8 | 7 | 2 | 5 | 4 | 3 | 9 | 6 |
| 6 | 5 | 9 | 3 | 1 | 8 | 7 | 4 | 2 |
| 3 | 4 | 2 | 9 | 6 | 7 | 8 | 1 | 5 |

## Puzzle #  70

| 2 | 9 | 4 | 3 | 1 | 8 | 7 | 6 | 5 |
| 6 | 5 | 7 | 2 | 9 | 4 | 1 | 3 | 8 |
| 8 | 1 | 3 | 6 | 5 | 7 | 2 | 4 | 9 |
| 1 | 3 | 8 | 4 | 6 | 5 | 9 | 2 | 7 |
| 9 | 7 | 5 | 8 | 2 | 3 | 6 | 1 | 4 |
| 4 | 2 | 6 | 9 | 7 | 1 | 8 | 5 | 3 |
| 3 | 6 | 1 | 7 | 4 | 9 | 5 | 8 | 2 |
| 7 | 4 | 2 | 5 | 8 | 6 | 3 | 9 | 1 |
| 5 | 8 | 9 | 1 | 3 | 2 | 4 | 7 | 6 |

## Puzzle #  71

| 4 | 2 | 6 | 9 | 3 | 7 | 8 | 5 | 1 |
| 5 | 7 | 1 | 8 | 2 | 4 | 9 | 3 | 6 |
| 3 | 9 | 8 | 5 | 1 | 6 | 7 | 4 | 2 |
| 2 | 1 | 7 | 3 | 5 | 8 | 6 | 9 | 4 |
| 6 | 5 | 9 | 7 | 4 | 1 | 2 | 8 | 3 |
| 8 | 4 | 3 | 6 | 9 | 2 | 5 | 1 | 7 |
| 7 | 8 | 5 | 4 | 6 | 3 | 1 | 2 | 9 |
| 1 | 6 | 4 | 2 | 8 | 9 | 3 | 7 | 5 |
| 9 | 3 | 2 | 1 | 7 | 5 | 4 | 6 | 8 |

## Puzzle #  72

| 8 | 3 | 5 | 6 | 7 | 4 | 2 | 9 | 1 |
| 1 | 2 | 7 | 5 | 3 | 9 | 4 | 8 | 6 |
| 6 | 4 | 9 | 2 | 8 | 1 | 3 | 5 | 7 |
| 9 | 7 | 2 | 4 | 1 | 5 | 6 | 3 | 8 |
| 4 | 8 | 3 | 9 | 6 | 7 | 1 | 2 | 5 |
| 5 | 6 | 1 | 3 | 2 | 8 | 7 | 4 | 9 |
| 7 | 5 | 8 | 1 | 4 | 3 | 9 | 6 | 2 |
| 3 | 9 | 6 | 7 | 5 | 2 | 8 | 1 | 4 |
| 2 | 1 | 4 | 8 | 9 | 6 | 5 | 7 | 3 |

Puzzle #  73

| 4 | 5 | 9 | 8 | 6 | 3 | 7 | 1 | 2 |
| 8 | 2 | 7 | 4 | 9 | 1 | 6 | 5 | 3 |
| 3 | 1 | 6 | 7 | 5 | 2 | 9 | 4 | 8 |
| 6 | 9 | 5 | 3 | 2 | 7 | 4 | 8 | 1 |
| 7 | 8 | 3 | 1 | 4 | 9 | 5 | 2 | 6 |
| 1 | 4 | 2 | 5 | 8 | 6 | 3 | 9 | 7 |
| 2 | 7 | 4 | 6 | 1 | 5 | 8 | 3 | 9 |
| 5 | 6 | 1 | 9 | 3 | 8 | 2 | 7 | 4 |
| 9 | 3 | 8 | 2 | 7 | 4 | 1 | 6 | 5 |

Puzzle #  74

| 5 | 3 | 4 | 2 | 8 | 1 | 9 | 6 | 7 |
| 6 | 7 | 2 | 9 | 5 | 4 | 8 | 1 | 3 |
| 1 | 9 | 8 | 3 | 6 | 7 | 2 | 5 | 4 |
| 2 | 4 | 7 | 5 | 1 | 6 | 3 | 9 | 8 |
| 9 | 8 | 1 | 4 | 3 | 2 | 6 | 7 | 5 |
| 3 | 6 | 5 | 7 | 9 | 8 | 1 | 4 | 2 |
| 8 | 2 | 9 | 6 | 4 | 5 | 7 | 3 | 1 |
| 4 | 1 | 3 | 8 | 7 | 9 | 5 | 2 | 6 |
| 7 | 5 | 6 | 1 | 2 | 3 | 4 | 8 | 9 |

Puzzle #  75

| 3 | 1 | 9 | 6 | 2 | 8 | 4 | 5 | 7 |
| 2 | 5 | 6 | 9 | 7 | 4 | 3 | 1 | 8 |
| 8 | 4 | 7 | 5 | 3 | 1 | 6 | 2 | 9 |
| 4 | 9 | 5 | 3 | 6 | 7 | 2 | 8 | 1 |
| 7 | 3 | 1 | 2 | 8 | 9 | 5 | 4 | 6 |
| 6 | 2 | 8 | 1 | 4 | 5 | 7 | 9 | 3 |
| 9 | 8 | 4 | 7 | 5 | 3 | 1 | 6 | 2 |
| 1 | 6 | 3 | 4 | 9 | 2 | 8 | 7 | 5 |
| 5 | 7 | 2 | 8 | 1 | 6 | 9 | 3 | 4 |

Puzzle #  76

| 6 | 5 | 7 | 9 | 4 | 8 | 2 | 1 | 3 |
| 1 | 8 | 4 | 7 | 3 | 2 | 6 | 5 | 9 |
| 2 | 9 | 3 | 1 | 6 | 5 | 4 | 7 | 8 |
| 8 | 1 | 6 | 2 | 9 | 4 | 7 | 3 | 5 |
| 3 | 2 | 9 | 6 | 5 | 7 | 1 | 8 | 4 |
| 7 | 4 | 5 | 8 | 1 | 3 | 9 | 6 | 2 |
| 5 | 6 | 1 | 3 | 2 | 9 | 8 | 4 | 7 |
| 9 | 3 | 8 | 4 | 7 | 6 | 5 | 2 | 1 |
| 4 | 7 | 2 | 5 | 8 | 1 | 3 | 9 | 6 |

## Puzzle #  77

| 9 | 4 | 8 | 2 | 5 | 1 | 6 | 3 | 7 |
| 3 | 5 | 2 | 6 | 4 | 7 | 9 | 1 | 8 |
| 1 | 6 | 7 | 9 | 3 | 8 | 2 | 5 | 4 |
| 2 | 7 | 4 | 1 | 8 | 5 | 3 | 6 | 9 |
| 6 | 1 | 3 | 4 | 7 | 9 | 5 | 8 | 2 |
| 8 | 9 | 5 | 3 | 6 | 2 | 7 | 4 | 1 |
| 7 | 2 | 6 | 8 | 1 | 3 | 4 | 9 | 5 |
| 5 | 3 | 1 | 7 | 9 | 4 | 8 | 2 | 6 |
| 4 | 8 | 9 | 5 | 2 | 6 | 1 | 7 | 3 |

## Puzzle #  78

| 5 | 2 | 3 | 9 | 4 | 6 | 8 | 1 | 7 |
| 7 | 1 | 9 | 3 | 5 | 8 | 2 | 4 | 6 |
| 6 | 8 | 4 | 2 | 1 | 7 | 3 | 5 | 9 |
| 3 | 9 | 1 | 6 | 2 | 5 | 7 | 8 | 4 |
| 2 | 5 | 7 | 1 | 8 | 4 | 6 | 9 | 3 |
| 4 | 6 | 8 | 7 | 3 | 9 | 5 | 2 | 1 |
| 1 | 3 | 6 | 8 | 9 | 2 | 4 | 7 | 5 |
| 9 | 4 | 2 | 5 | 7 | 3 | 1 | 6 | 8 |
| 8 | 7 | 5 | 4 | 6 | 1 | 9 | 3 | 2 |

## Puzzle #  79

| 2 | 5 | 4 | 6 | 8 | 7 | 9 | 1 | 3 |
| 9 | 8 | 7 | 3 | 4 | 1 | 6 | 2 | 5 |
| 6 | 3 | 1 | 5 | 9 | 2 | 8 | 4 | 7 |
| 8 | 4 | 2 | 9 | 3 | 6 | 5 | 7 | 1 |
| 3 | 6 | 5 | 1 | 7 | 4 | 2 | 9 | 8 |
| 1 | 7 | 9 | 2 | 5 | 8 | 4 | 3 | 6 |
| 5 | 9 | 6 | 7 | 2 | 3 | 1 | 8 | 4 |
| 7 | 1 | 8 | 4 | 6 | 9 | 3 | 5 | 2 |
| 4 | 2 | 3 | 8 | 1 | 5 | 7 | 6 | 9 |

## Puzzle #  80

| 6 | 4 | 5 | 9 | 8 | 2 | 3 | 1 | 7 |
| 9 | 7 | 3 | 6 | 5 | 1 | 4 | 8 | 2 |
| 8 | 2 | 1 | 4 | 7 | 3 | 9 | 6 | 5 |
| 3 | 9 | 4 | 2 | 1 | 5 | 8 | 7 | 6 |
| 2 | 6 | 8 | 7 | 4 | 9 | 1 | 5 | 3 |
| 5 | 1 | 7 | 3 | 6 | 8 | 2 | 9 | 4 |
| 1 | 8 | 2 | 5 | 3 | 7 | 6 | 4 | 9 |
| 7 | 3 | 6 | 1 | 9 | 4 | 5 | 2 | 8 |
| 4 | 5 | 9 | 8 | 2 | 6 | 7 | 3 | 1 |

## Puzzle #  81

| 9 | 8 | 5 | 1 | 7 | 3 | 2 | 4 | 6 |
|---|---|---|---|---|---|---|---|---|
| 2 | 7 | 1 | 6 | 4 | 8 | 5 | 9 | 3 |
| 3 | 4 | 6 | 2 | 5 | 9 | 8 | 7 | 1 |
| 8 | 9 | 2 | 7 | 1 | 4 | 3 | 6 | 5 |
| 5 | 3 | 7 | 8 | 6 | 2 | 9 | 1 | 4 |
| 6 | 1 | 4 | 9 | 3 | 5 | 7 | 2 | 8 |
| 7 | 2 | 3 | 4 | 8 | 1 | 6 | 5 | 9 |
| 4 | 5 | 9 | 3 | 2 | 6 | 1 | 8 | 7 |
| 1 | 6 | 8 | 5 | 9 | 7 | 4 | 3 | 2 |

## Puzzle #  82

| 7 | 9 | 2 | 4 | 8 | 5 | 1 | 6 | 3 |
|---|---|---|---|---|---|---|---|---|
| 3 | 6 | 5 | 7 | 9 | 1 | 4 | 8 | 2 |
| 1 | 4 | 8 | 3 | 2 | 6 | 5 | 7 | 9 |
| 4 | 2 | 7 | 1 | 5 | 9 | 6 | 3 | 8 |
| 9 | 3 | 6 | 8 | 4 | 7 | 2 | 1 | 5 |
| 5 | 8 | 1 | 6 | 3 | 2 | 9 | 4 | 7 |
| 8 | 1 | 9 | 5 | 6 | 3 | 7 | 2 | 4 |
| 2 | 7 | 3 | 9 | 1 | 4 | 8 | 5 | 6 |
| 6 | 5 | 4 | 2 | 7 | 8 | 3 | 9 | 1 |

## Puzzle #  83

| 8 | 2 | 7 | 5 | 3 | 1 | 4 | 9 | 6 |
|---|---|---|---|---|---|---|---|---|
| 6 | 1 | 5 | 4 | 9 | 7 | 2 | 8 | 3 |
| 3 | 9 | 4 | 2 | 8 | 6 | 5 | 1 | 7 |
| 4 | 8 | 2 | 7 | 5 | 9 | 6 | 3 | 1 |
| 7 | 3 | 9 | 6 | 1 | 4 | 8 | 2 | 5 |
| 1 | 5 | 6 | 3 | 2 | 8 | 7 | 4 | 9 |
| 9 | 6 | 8 | 1 | 4 | 5 | 3 | 7 | 2 |
| 2 | 7 | 1 | 8 | 6 | 3 | 9 | 5 | 4 |
| 5 | 4 | 3 | 9 | 7 | 2 | 1 | 6 | 8 |

## Puzzle #  84

| 7 | 1 | 9 | 6 | 3 | 8 | 5 | 4 | 2 |
|---|---|---|---|---|---|---|---|---|
| 3 | 2 | 8 | 5 | 7 | 4 | 6 | 9 | 1 |
| 5 | 4 | 6 | 2 | 9 | 1 | 7 | 3 | 8 |
| 1 | 7 | 4 | 3 | 6 | 5 | 8 | 2 | 9 |
| 6 | 5 | 2 | 8 | 1 | 9 | 3 | 7 | 4 |
| 9 | 8 | 3 | 7 | 4 | 2 | 1 | 6 | 5 |
| 2 | 9 | 7 | 1 | 8 | 3 | 4 | 5 | 6 |
| 4 | 3 | 1 | 9 | 5 | 6 | 2 | 8 | 7 |
| 8 | 6 | 5 | 4 | 2 | 7 | 9 | 1 | 3 |

## Puzzle #  85

| 9 | 5 | 2 | 7 | 1 | 3 | 6 | 8 | 4 |
| 3 | 8 | 7 | 5 | 4 | 6 | 9 | 2 | 1 |
| 6 | 1 | 4 | 2 | 8 | 9 | 3 | 7 | 5 |
| 1 | 6 | 9 | 3 | 7 | 2 | 4 | 5 | 8 |
| 7 | 4 | 8 | 1 | 6 | 5 | 2 | 3 | 9 |
| 5 | 2 | 3 | 8 | 9 | 4 | 7 | 1 | 6 |
| 2 | 7 | 6 | 4 | 5 | 8 | 1 | 9 | 3 |
| 8 | 9 | 1 | 6 | 3 | 7 | 5 | 4 | 2 |
| 4 | 3 | 5 | 9 | 2 | 1 | 8 | 6 | 7 |

## Puzzle #  86

| 9 | 6 | 5 | 2 | 8 | 4 | 1 | 3 | 7 |
| 4 | 7 | 3 | 9 | 6 | 1 | 2 | 8 | 5 |
| 1 | 2 | 8 | 3 | 5 | 7 | 4 | 9 | 6 |
| 7 | 5 | 9 | 6 | 1 | 3 | 8 | 2 | 4 |
| 3 | 4 | 2 | 8 | 7 | 9 | 6 | 5 | 1 |
| 6 | 8 | 1 | 5 | 4 | 2 | 9 | 7 | 3 |
| 5 | 9 | 4 | 1 | 3 | 8 | 7 | 6 | 2 |
| 8 | 3 | 7 | 4 | 2 | 6 | 5 | 1 | 9 |
| 2 | 1 | 6 | 7 | 9 | 5 | 3 | 4 | 8 |

## Puzzle #  87

| 2 | 9 | 7 | 4 | 6 | 5 | 3 | 8 | 1 |
| 4 | 3 | 1 | 7 | 9 | 8 | 2 | 6 | 5 |
| 8 | 6 | 5 | 3 | 2 | 1 | 7 | 9 | 4 |
| 9 | 4 | 2 | 5 | 7 | 6 | 8 | 1 | 3 |
| 1 | 8 | 3 | 2 | 4 | 9 | 5 | 7 | 6 |
| 7 | 5 | 6 | 8 | 1 | 3 | 4 | 2 | 9 |
| 6 | 2 | 4 | 9 | 3 | 7 | 1 | 5 | 8 |
| 5 | 7 | 9 | 1 | 8 | 4 | 6 | 3 | 2 |
| 3 | 1 | 8 | 6 | 5 | 2 | 9 | 4 | 7 |

## Puzzle #  88

| 9 | 4 | 8 | 5 | 6 | 7 | 1 | 2 | 3 |
| 6 | 5 | 7 | 2 | 1 | 3 | 4 | 9 | 8 |
| 2 | 3 | 1 | 8 | 9 | 4 | 6 | 5 | 7 |
| 8 | 6 | 5 | 3 | 2 | 1 | 7 | 4 | 9 |
| 4 | 7 | 2 | 9 | 5 | 8 | 3 | 1 | 6 |
| 1 | 9 | 3 | 4 | 7 | 6 | 5 | 8 | 2 |
| 5 | 8 | 4 | 7 | 3 | 2 | 9 | 6 | 1 |
| 7 | 1 | 9 | 6 | 8 | 5 | 2 | 3 | 4 |
| 3 | 2 | 6 | 1 | 4 | 9 | 8 | 7 | 5 |

## Puzzle #  89

| 8 | 9 | 4 | 2 | 6 | 1 | 3 | 5 | 7 |
| 5 | 2 | 3 | 8 | 9 | 7 | 6 | 1 | 4 |
| 1 | 7 | 6 | 3 | 4 | 5 | 9 | 8 | 2 |
| 3 | 6 | 7 | 1 | 5 | 8 | 2 | 4 | 9 |
| 4 | 8 | 2 | 9 | 7 | 3 | 5 | 6 | 1 |
| 9 | 5 | 1 | 4 | 2 | 6 | 8 | 7 | 3 |
| 2 | 4 | 8 | 6 | 1 | 9 | 7 | 3 | 5 |
| 6 | 1 | 5 | 7 | 3 | 2 | 4 | 9 | 8 |
| 7 | 3 | 9 | 5 | 8 | 4 | 1 | 2 | 6 |

## Puzzle #  90

| 1 | 3 | 9 | 2 | 5 | 7 | 4 | 8 | 6 |
| 4 | 7 | 8 | 6 | 9 | 3 | 2 | 5 | 1 |
| 5 | 6 | 2 | 1 | 8 | 4 | 7 | 9 | 3 |
| 8 | 9 | 3 | 4 | 2 | 5 | 1 | 6 | 7 |
| 7 | 4 | 5 | 8 | 6 | 1 | 9 | 3 | 2 |
| 2 | 1 | 6 | 3 | 7 | 9 | 8 | 4 | 5 |
| 6 | 2 | 1 | 9 | 3 | 8 | 5 | 7 | 4 |
| 9 | 5 | 4 | 7 | 1 | 6 | 3 | 2 | 8 |
| 3 | 8 | 7 | 5 | 4 | 2 | 6 | 1 | 9 |

## Puzzle #  91

| 8 | 6 | 5 | 3 | 7 | 1 | 2 | 9 | 4 |
| 3 | 7 | 1 | 9 | 2 | 4 | 5 | 8 | 6 |
| 2 | 9 | 4 | 8 | 5 | 6 | 3 | 1 | 7 |
| 6 | 8 | 9 | 7 | 1 | 3 | 4 | 2 | 5 |
| 4 | 1 | 3 | 2 | 8 | 5 | 7 | 6 | 9 |
| 5 | 2 | 7 | 4 | 6 | 9 | 1 | 3 | 8 |
| 1 | 5 | 8 | 6 | 3 | 7 | 9 | 4 | 2 |
| 9 | 3 | 6 | 5 | 4 | 2 | 8 | 7 | 1 |
| 7 | 4 | 2 | 1 | 9 | 8 | 6 | 5 | 3 |

## Puzzle #  92

| 3 | 4 | 5 | 6 | 1 | 8 | 9 | 7 | 2 |
| 6 | 7 | 1 | 9 | 2 | 5 | 4 | 3 | 8 |
| 2 | 8 | 9 | 3 | 7 | 4 | 1 | 6 | 5 |
| 7 | 5 | 6 | 4 | 3 | 9 | 8 | 2 | 1 |
| 8 | 9 | 3 | 2 | 5 | 1 | 7 | 4 | 6 |
| 1 | 2 | 4 | 8 | 6 | 7 | 3 | 5 | 9 |
| 9 | 1 | 7 | 5 | 4 | 6 | 2 | 8 | 3 |
| 4 | 6 | 2 | 1 | 8 | 3 | 5 | 9 | 7 |
| 5 | 3 | 8 | 7 | 9 | 2 | 6 | 1 | 4 |

## Puzzle #  93

| 8 | 7 | 6 | 1 | 2 | 5 | 3 | 4 | 9 |
| 4 | 3 | 5 | 8 | 9 | 7 | 1 | 2 | 6 |
| 1 | 2 | 9 | 3 | 6 | 4 | 5 | 7 | 8 |
| 2 | 1 | 3 | 6 | 8 | 9 | 7 | 5 | 4 |
| 5 | 8 | 4 | 7 | 1 | 2 | 6 | 9 | 3 |
| 9 | 6 | 7 | 5 | 4 | 3 | 2 | 8 | 1 |
| 7 | 4 | 1 | 9 | 5 | 6 | 8 | 3 | 2 |
| 3 | 9 | 8 | 2 | 7 | 1 | 4 | 6 | 5 |
| 6 | 5 | 2 | 4 | 3 | 8 | 9 | 1 | 7 |

## Puzzle #  94

| 1 | 7 | 2 | 9 | 5 | 4 | 3 | 8 | 6 |
| 6 | 5 | 8 | 3 | 1 | 2 | 7 | 4 | 9 |
| 3 | 4 | 9 | 8 | 6 | 7 | 2 | 1 | 5 |
| 5 | 3 | 1 | 2 | 9 | 6 | 4 | 7 | 8 |
| 8 | 9 | 6 | 7 | 4 | 3 | 1 | 5 | 2 |
| 4 | 2 | 7 | 5 | 8 | 1 | 6 | 9 | 3 |
| 2 | 8 | 3 | 4 | 7 | 5 | 9 | 6 | 1 |
| 9 | 6 | 4 | 1 | 3 | 8 | 5 | 2 | 7 |
| 7 | 1 | 5 | 6 | 2 | 9 | 8 | 3 | 4 |

## Puzzle #  95

| 8 | 7 | 9 | 6 | 4 | 3 | 1 | 2 | 5 |
| 5 | 3 | 2 | 9 | 1 | 8 | 4 | 6 | 7 |
| 4 | 6 | 1 | 5 | 2 | 7 | 9 | 3 | 8 |
| 1 | 9 | 3 | 8 | 7 | 5 | 2 | 4 | 6 |
| 6 | 2 | 8 | 4 | 3 | 9 | 7 | 5 | 1 |
| 7 | 5 | 4 | 2 | 6 | 1 | 8 | 9 | 3 |
| 9 | 8 | 6 | 7 | 5 | 4 | 3 | 1 | 2 |
| 2 | 1 | 7 | 3 | 9 | 6 | 5 | 8 | 4 |
| 3 | 4 | 5 | 1 | 8 | 2 | 6 | 7 | 9 |

## Puzzle #  96

| 6 | 2 | 4 | 5 | 1 | 8 | 7 | 9 | 3 |
| 3 | 1 | 5 | 7 | 2 | 9 | 8 | 4 | 6 |
| 7 | 9 | 8 | 4 | 3 | 6 | 1 | 2 | 5 |
| 8 | 4 | 9 | 3 | 7 | 5 | 2 | 6 | 1 |
| 2 | 3 | 7 | 1 | 6 | 4 | 5 | 8 | 9 |
| 1 | 5 | 6 | 8 | 9 | 2 | 4 | 3 | 7 |
| 5 | 6 | 3 | 2 | 4 | 7 | 9 | 1 | 8 |
| 4 | 7 | 1 | 9 | 8 | 3 | 6 | 5 | 2 |
| 9 | 8 | 2 | 6 | 5 | 1 | 3 | 7 | 4 |

## Puzzle #  97

| 3 | 8 | 6 | 4 | 7 | 1 | 5 | 2 | 9 |
|---|---|---|---|---|---|---|---|---|
| 9 | 4 | 7 | 6 | 5 | 2 | 3 | 8 | 1 |
| 1 | 2 | 5 | 8 | 3 | 9 | 7 | 6 | 4 |
| 7 | 9 | 3 | 1 | 6 | 5 | 8 | 4 | 2 |
| 5 | 6 | 4 | 2 | 8 | 7 | 9 | 1 | 3 |
| 8 | 1 | 2 | 9 | 4 | 3 | 6 | 5 | 7 |
| 6 | 7 | 1 | 3 | 2 | 8 | 4 | 9 | 5 |
| 4 | 5 | 9 | 7 | 1 | 6 | 2 | 3 | 8 |
| 2 | 3 | 8 | 5 | 9 | 4 | 1 | 7 | 6 |

## Puzzle #  98

| 2 | 7 | 5 | 8 | 1 | 9 | 6 | 4 | 3 |
|---|---|---|---|---|---|---|---|---|
| 3 | 4 | 8 | 7 | 6 | 2 | 1 | 9 | 5 |
| 6 | 9 | 1 | 3 | 5 | 4 | 2 | 7 | 8 |
| 1 | 3 | 9 | 6 | 7 | 5 | 8 | 2 | 4 |
| 4 | 8 | 6 | 2 | 9 | 3 | 5 | 1 | 7 |
| 7 | 5 | 2 | 1 | 4 | 8 | 3 | 6 | 9 |
| 5 | 2 | 7 | 9 | 8 | 6 | 4 | 3 | 1 |
| 9 | 6 | 4 | 5 | 3 | 1 | 7 | 8 | 2 |
| 8 | 1 | 3 | 4 | 2 | 7 | 9 | 5 | 6 |

## Puzzle #  99

| 5 | 6 | 8 | 4 | 9 | 3 | 1 | 7 | 2 |
|---|---|---|---|---|---|---|---|---|
| 4 | 1 | 9 | 8 | 7 | 2 | 5 | 6 | 3 |
| 2 | 7 | 3 | 1 | 5 | 6 | 8 | 4 | 9 |
| 7 | 8 | 6 | 2 | 1 | 5 | 3 | 9 | 4 |
| 3 | 5 | 4 | 9 | 6 | 8 | 7 | 2 | 1 |
| 9 | 2 | 1 | 7 | 3 | 4 | 6 | 5 | 8 |
| 6 | 4 | 2 | 3 | 8 | 7 | 9 | 1 | 5 |
| 1 | 3 | 5 | 6 | 4 | 9 | 2 | 8 | 7 |
| 8 | 9 | 7 | 5 | 2 | 1 | 4 | 3 | 6 |

## Puzzle #  100

| 3 | 7 | 8 | 4 | 6 | 5 | 2 | 9 | 1 |
|---|---|---|---|---|---|---|---|---|
| 9 | 4 | 5 | 2 | 3 | 1 | 7 | 6 | 8 |
| 6 | 1 | 2 | 8 | 9 | 7 | 3 | 4 | 5 |
| 5 | 6 | 1 | 9 | 2 | 8 | 4 | 7 | 3 |
| 8 | 9 | 3 | 7 | 4 | 6 | 5 | 1 | 2 |
| 4 | 2 | 7 | 5 | 1 | 3 | 6 | 8 | 9 |
| 2 | 8 | 6 | 1 | 5 | 4 | 9 | 3 | 7 |
| 7 | 5 | 4 | 3 | 8 | 9 | 1 | 2 | 6 |
| 1 | 3 | 9 | 6 | 7 | 2 | 8 | 5 | 4 |